U0021331

The healing power of the human voice :

mantras, chants, and seed sounds for health and harmony

聲音的治療力量

修復身心健康的咒語、唱誦與種子音

詹姆斯・唐傑婁 James D'Angelo ◎ 著

別古 ◎ 譯

謹將此書獻給偉大的授業師：

雷本內克（Nicolai Rabeneck）

若茲博士（Dr. Francis C. Roles）

勾博提（Jan Gorbaty）

卡特外爾（Jean Catoire）

目次

致　謝

　　我想在此表達對妻子喬吉娜的感謝，她協助編輯手稿，告訴我如何處理文字，沒有她的支持，本書絕不可能出現。我還要感謝摯友布萊恩・李所提供的參考資源及支持；謝謝貝丁頓—貝倫茲（Serge Beddinghton-Behrens）、坎貝爾（Don Campbell）、高曼（Jonathan Goldman）、胡柏—韓森（Grethe Hooper-Hansen）、麥金塔（Solveig McIntosh）、坎頓（Warren Kenton）帶給我的啓發；謝謝雷修（Rollin Rachele）、賈德納（Kay Gardner）、慧諾（Linda Whitnall）所提供的資料。

前言

　　音樂一直是我的生活重心，即使到今日，不論是欣賞古典樂曲或爵士音樂的演奏，還是自己在鋼琴上即興彈彈的創作，仍舊能讓我魂牽夢縈。這個由聲音組合而成、被稱為「音樂」的玩意兒，的確能感染情緒，提升覺察力，且程度常令人感到驚訝。演奏現成的樂譜，或運用想像力創作音樂，都足以讓人體驗到純粹的喜樂，猶如置身於另一個世界。然而，我也很想知道，在聽到這些音聲的人身上，到底發生了什麼變化。那些沉浸在我所彈奏的音聲之中的人，他們的各個層次和面向，究竟發生了什麼事？

　　一九九二年，有人邀請我主持音樂方面的工作坊，這是以前的我不曾做過的事。藉著研討會的機會，我完整地看到這樣的改變過程：參與者拋開自己原本的個性，沉浸在歡喜及解放兩種感覺同時交織的情懷中，看起來就像九歲孩子一般。只須運用簡單的方法，他們便可讓自己完全專心其中，如此所發出的聲音及節奏成了可以調整自身身、心、靈的工具，進而得到淨化的效果。初次這樣運用音樂和聲音，便嚐到了甜美果實，不僅激勵了我，也讓我決定把過去在音樂領域上累積的較隱密、不為人知又頗有異趣的各類知識帶進來；其中包括我的一位良師，法國作曲家卡特外爾（Jean Catoire）所譜寫的獨一無二作品。在同一時段，我也進行了冥想的修行、宗教舞蹈的練習、唱詩班的歌唱體驗、

印度音樂的研究，並且對一九六〇年代末萌芽，且持續蓬勃發展的聲音治療領域之先驅人物進行深入了解。這些歷練共同促成了我在一九九〇年代主持聲音治療工作坊時所做的變革。

　　如此所得到的成果結合了知識與實踐，也讓我體會到，可以助人安全地達到所謂的「健全」狀態；在這種「健全」狀態下，我們可以完全放鬆肢體，細微的能量可以暢通無阻的流動，心神安寧，身心靈合一。過去我這麼認為，如今也依然相信：要讓這些狀態出現，就像音樂家彈奏樂器，也須藉助遊戲，而非工作，因為「遊戲」始終是輕鬆而洋溢歡樂的。因此，一開始我把這樣的研討會稱為「遊戲坊」，以取代「工作坊」的稱呼。但是，原本的潛在參加者一定誤會了，以為這是小孩子參加的，所以當時幾乎沒有回應，我只好也像別人一樣採用「工作坊」或「課程」，而把研討會名稱叫作「健全的身心靈」（Sound Body Sound Mind Sound Spirit），副標題則為「聲音與動作治療工作坊」（Therapeutic Sound and Movement Workshops）。後來還分別以「人聲的療癒力」（Healing With The Voice）、「有療癒力的振動」（Healing Vibrations）、「人聲共鳴的力量」（The Power of the Resonating Voice）作為研討會的名稱。

　　每一年，我們都看到有越來越多的人加入這個行列，以人聲所產生的共鳴來進行聲音治療。有些人以特定的傳承進行教授，如印度古樂、印度教或佛教的梵語吟誦，或者泛音唱法；其他人則屬於折衷派，像我便是兼採東西雙方。聲音治療師協會在一九九五年出版的名錄（請參看書末的參考資源）裡，列出了超

過一百二十位治療師，如今人數更遠多於此。

　　我在帶領聲音治療工作坊時，便是以這本書的內容為依據；若有人對運用自己的聲音進行療癒有些感覺（不論是哪個層面），想實際做做看，或許能有些用處。讀者在使用聲音進行治療時，不需要有任何經驗，甚至不曾唱過歌也沒關係，都可使用本書。筆者本身也不曾接受過歌唱訓練。此外，這本書還可以作為音樂家的參考書，尤其適合（但不限於）想要自己帶領工作坊的歌唱家。儘管我沒有與身心障礙者合作的經驗，但或許有些音樂治療師會發現書中一些材料適合於患者治療上的需要。不論如何，每個人都是獨一無二的，若決定以聲音作為途徑來獲得療癒之效，邁向全人的完整境界，就必須親身體驗，從眾多的共鳴方法中，找出有益的方式，幫助你達成衷心期盼的目標——健康完滿的身心靈。

詹姆斯・唐傑婁
英格蘭格洛斯特郡
二〇〇五年一月

1.

聲音治療入門

認識聲音的型態

因為有了聲音，我們所在的世界才顯得生意盎然，隨著科技日益普及，這一點也更加明顯，科技為環境帶來了一個新問題：噪音污染小從行動電話的低鳴聲，大到噴射機的轟隆巨響。儘管人們都說喜歡安安靜靜的環境，但許多人卻在並未察覺的情況下受到制約，習慣於各種人為聲音及噪音的存在，甚至可能覺得寂靜是難以忍受的事。對一般人來說，噪音污染在各種讓人難以忍受的狀況中，並不屬於列名前面的危害。不想處於寂靜環境中的想法，可以從大家在工作場合或者玩樂時都會使用各種音樂作為背景，這種頗為典型的做法中窺得，更不用說那些充斥於公共空間，經由電路設備傳送到耳邊的各式音樂了。音樂成了讓人放鬆的必要玩意，或者，單純的只是想要一心二用時會採取的一種方式而已。

一個人若想清除環境中的聲音，試著盡可能在安靜的地方過日子，並不是容易的事。首先，我們對周遭狀況並沒有全面的控制權。我們可以關掉收音機，但要讓大街上熙來攘往的人車聲音全都消停下來，卻不可能做到。我們周遭的每一種聲音各有其性質，我們的身、心、靈對這些聲音也各有不同的吸收程度，因此所產生的影響也有正面或負面之分，不過對於這一點，通常我們並不會察覺。另外，我們除了可以自行離開之外，若想當下將聲音切斷，可說根本沒辦法，因為這些以振動型態存在的東西是實際存在的，可以穿透並進入我們生命的每個部分。我們不必然會

聽得到，但仍受到影響，因為耳朵並不是聲音唯一的入口。舉例來說，不管耳朵是否聽到氣鑽所伴隨的振人心魄的聲響，我們的腹部仍可直接感受到所製造出的振動。

即使我們可以選擇，但卻未必知道哪些聲音是有益處的。身為人類的我們，可說全然是大自然（礦物界、植物界、動物界、人類等所組成）的一部分。有些神秘主義者說，事實上，我們都經歷過上述各種階段，還說水晶、花、鳥所擁有的知識仍殘留在我們內裡；有些科學家則說，我們是由星星的組成物質所構成的。因此，不論是海洋、河流、山溪、瀑布、風，或者風拂過樹林時樹葉沙沙作響、枝條搖曳，下雨、鳥、海豚及鯨類的歌聲、某些動物的叫聲，還是人群中各種甜美的歌唱型態（從通俗歌曲演唱者的獨唱到兩百人的合唱），以及由天然材質製成的樂器所演出的各種合奏，都會讓我們發現，這種種聲音都讓人感受到其和諧之處。有了這些聲音，我們會有意識或無意識地想起自身確實是宇宙性的存在體，並且正朝著擁有更高頻率的境界邁進。這些聲音是催化我們性靈層面進展的力量，最終還可帶領我們超越目前所在的三度空間的存在狀態。

從這些聲音的型態，我們體會到聲音具有轉化生命狀態（不論多麼短暫）的力量，並感受到其中存在一種真實的愛、神奇、一體感，很自然的便會興起疑問：如何有意識的運用聲音所展現的奇蹟，以便幫助自己？其中一種方式就是欣賞音樂，雖然這屬於被動的方式。問問自己，你所認識的人當中，有不聽音樂的嗎？或者該問，難道有不隨著音樂起舞的人嗎？想聽什麼樣的音

樂，每個人都有自己的判斷，通常是視自己想擁有什麼心情而定。在過去，我們從不曾有如此多樣的音樂類型，包括眾多來自不同國家的通俗音樂和傳統音樂，以及被稱爲「新時代」的各種音樂。另外，還可以有其他選擇：聽現場的還是錄音的，樂器演奏的還是電子合成的。有些人會把自己侷限在某種音樂類型，或某幾位作曲者的作品上，因爲這樣的音樂似乎總是能發揮作用，帶來好處。今日的音樂治療師所做的主要工作，就是類似的篩選，他們必須將音樂結構（包含音樂本身的基調）與病患的需要結合起來。在某些地方，這個篩選過程已經變得相當專業，甚至有一派音樂治療是專門爲臨終者服務的。如何做出此類選擇以及爲何做某個選擇，是個很有趣的主題，不過這並不在本書討論範圍內。以下的說明或許便已足夠：被動地傾聽有條理、有組織的振動（也就是我們所稱的「音樂」），是人們最廣泛用來改善自身狀態而與聲音相關的方法，這樣的效果有可能讓人進入某種超卓喜樂的世界。

時至今日，以被動接收振動的方式，對身心靈這個綜合體進行聲音治療，已不再只限於傾聽音樂這個行爲。特別是過去二十年來，已經出現數種方式，都是根據「人類擁有許多種頻率（振動頻率），從分子到生物能量，環繞整個身體」這個想法而開發出來的。這些治療方式與音樂治療不同，後者的主要效果是影響情緒面，而前者主要是想修正頻率，與調音師調整鋼琴弦所做的事是一樣的。這些方式尚未被主流的科學界所接納，其型態有以下數種：

♫　　　　將電子合成的或水晶發出的聲音直接施用於身體。

♫　　　　將西藏頌缽及鑼靠近身體後，使其發出聲音。

♫　　　　將多弦振動音以特別設計的桌子放大音量，然後加以吸收。

♫　　　　將喇叭圍繞在身體周遭，讓身體接收所發出的音樂。

或者傾聽以下的聲音：

♫　　　　讓音叉以單純的音頻發聲。

♫　　　　只保留音樂中高頻音的部分。

♫　　　　特意分析語音中出現的模式，據此來調整聲音。

♫　　　　推算與脈輪相應（甚至也與太陽系的星體相應）的音調。

　　若要實際上主動發出聲音，尤其是自己的語音，選擇這種方式的人就更少了。如果我們仔細聽聽世界上較古老的語言，尤其是原住民族的語言，會發現真的很像在唱歌，這表示以語音歌唱來溝通曾經是非常自然的事，跟今日我們說話的語音相比，在型態上是更為多變的。所以，正值此際，歌唱在許多西方國家教育體系中的角色日漸式微，實在不是好徵兆。在這方面，或許我們有教小孩子，但隨著他們年紀增長，課業加重，歌唱也就被冷落了。特殊性質的音樂能幫助培養好品格，儘管是以極不明顯的方式，但對於參與合唱的人來說，卻能使他們的內在出現一些倫理道德方面的影響，只是這些並沒有獲得廣泛的認同。興德米特

（譯註：Paul Hindemith，1895～1963，德國中提琴家及作曲家）在談到悅耳人聲所具有的效果時，便引用了「惡人不唱歌」這句德國諺語。毫無疑問的，若能經常與別人一起歌唱，對於維持良好的身心健康必有助益。

踏上探索聲音之旅

人類的聲音除了用於說話之外，作爲表達情緒的工具也很自然，不論笑、哭、呻吟、嘆息、打呵欠、慟哭，還是各種自然狀況下所發出的聲音（請看第八章），都具有淨化、滌淨自己的作用。問問自己，你經常能痛快眞切的大笑嗎？然後你便會明白，自己錯失了多少可以過得更好的機會。這些聲音並非在有意識的情況下發出的，相反的，我們總是有意識地加以抑制，原因可能是怕被認爲孩子氣，或者曾有人教過我們，爲了顏面，要減少發出這樣的聲音，甚至要忍住。但是，如果在發出這些聲音時，我們能夠全心全意投入，便具備了極大的療癒力量。

我們可以進一步使聲音不僅是作爲自然發聲和歌唱，還有意識地作爲治療的工具，運用在具有三重性的身心靈整體上。「歌唱」具有不斷變化的特質，這讓它受到了限制；歌唱本身隨著音符和歌詞而變動，這樣做並非爲了達到特定的作用。但以治療的觀點來看時，歌唱則缺少了某種深度。然而，若有個合唱團一次又一次重複唱出巴哈《B 小調彌撒》[1]當中的某一句，假以時

日，又有誰知道會出現什麼樣的效果呢？

　　若以療癒（該如何解讀「療癒」一詞，請看第三章）爲目的，有意識地使用這項「樂器中的樂器」——人聲，主要是以四類爲基本範圍：發出自然聲（因情境或狀況，自然反應所發出的聲音）、特定音調發聲、吟誦、泛音發聲。不論是進行這四種聲音功法的哪一種，範圍都很狹隘，而且重複性高，所以可集中在局部，並且可持續深入其過程。這並不是新的想法，但是再度興盛於西方世界，卻是一九七〇年代以後的事了。東方世界的各種宗教與哲學傳統，對於人聲作爲療癒工具所具的力量，以及追求更高意識境界的手段，已有數世紀之久的認識。如今，這方面的知識也是聲音治療領域中許多執業者所使用的技能之一，自然也成爲本書不可或缺的部分。

　　我想邀請你一起踏上這個以引導自己的聲音來尋求發現的旅程。許多自我開發課程都會不斷要求參加者要「放開」、要「允許（事情）發生」，而對於允許自己的聲音獲得最大的自由這件

譯註

[1] 彌撒曲是天主教教會爲了禮拜及典禮所創作的音樂，是一種非常古老的音樂形式，但直到十七世紀以後，才發展成以樂團或管風琴伴奏，並且含有獨唱、重唱及合唱等部分的大規模形式。在配上經文時，有五個部分是大家都會採用的，因此被稱爲彌撒的「固定部分」，分別是垂憐經（Kyrie）、榮耀經（Gloria）、信經（Credo）、聖哉經與降福經（Sanctus-Benedictus），以及羔羊經（Agnus Dei）。音樂史上重要的作曲家在寫作彌撒曲時，大多數也都是採用這幾段經文來譜曲。

事來說，這樣的要求是再恰當不過了。這件事跟你聲音的品質無關，而是跟你做這件事時是否用心有關。如果你一開始就抱持「我是音痴」、「我唱的音調總是不對」、「我的中氣不足」、「我的聲音常常有氣無力的」、「我只有幾個音可以聽」、「老師說過唱歌不是我的強項」這類先入為主的想法，那麼你走的路便已經到了盡頭。毫無疑問的，你若想從事這項聲音上的工作，首先要先忍住偏見，不妄下斷語。也就是說，只要超然地看著聲音共鳴的效果如何，而不要一直叨唸著自身聲音的種種限制。從療效上來看，你的聲音所能達到的效果，與任何一位受過訓練的人的聲音相比，可說毫不遜色，尤其當你抱持強烈的渴望來發聲時，更是如此。更何況，除了你自己，理所當然的，沒有人會注意聆聽你的聲音，即使在團體當中也是如此，所以實在不用擔心會被人家拿來比較。

　　在接下來的各章當中，要做許多的發聲「功法」和「儀式」，若發現有些跟你的天性頗能引起「共鳴」反應，便可經常做這些功法。每項儀式的內涵都很豐富、精粹，不需要練習好幾個鐘頭便可出現療效。練習之後再加上一段靜坐，讓自己沉靜下來，這是必要的，如此一來，自然聲、特定音調發聲、吟誦、泛音發聲便可產生強大力量，帶領並讓你成為原本該有的樣子；也就是在身、心、靈三方面達到完全的契合。

2.

聲音與振動的本質

聲音的振動與「道」

「太初有道（Word），道與神同在，道就是神」[1]，這段具有深奧意義的見解，陳述於《新約》的「約翰福音」起首處，也是人類生存的根基。這樣的想法並不只西方的基督教才有，同樣也反映在印度、中國、日本、波斯、埃及、希臘這些地區的古老文化中，在北美洲與中美洲印地安人同樣可以找到，他們的宇宙觀也提到，宇宙是在由一種莊嚴的聲音圍繞著一切的情況下成形的。「宇宙」（universe）一詞可作「轉向造物主」的意思，因為uni 等於「一」（造物主乃唯一），verse 等於「轉」。verse 也可用來指詩與音樂，於是 universe 的意思便可延伸為「一首歌」、「發出一次聲音」、甚至是「一個字、一個詞」。那麼，這裡所說的「道」（Word）是什麼？是由什麼發出的聲音？後來又怎麼了呢？首先，我們必須想像，有某個存在、某個創始者，是一切事物的創造者，存在於全然而絕對的靜止中。這讓情況變得很困難，因為根據科學家的研究，我們知道，世界從次原子粒子到銀河的所有事物，都不斷在運動當中。Word 的拉丁文是Verbum，相當於英文的 verb（動詞），用來形容所有的行為與動作。而創造是一種動作，會產生回響。舉例來說，原子是由帶有

譯註

[1] 此處「道」的原文為 Word，原意為「字、詞或語音」，也用來代表「聖經」、「神的話」。

能量的粒子所組成，這些粒子會不斷的運動，有時還會發出聽得到的聲響。在人類世界中，冥想者（尤其是西藏的高僧）可以保持在高度靜止的狀態中，然後進入更深邃的存在界，雖然他們的呼吸、心跳、腦波都慢下來，體內卻仍持續有運動在發生。應該就是這樣了，你還想得到別種情況嗎？

在時間與空間的開端之前，至高無上的造物者，處於一種絕對完美的平衡狀態中，想讓各種力量進行偉大的演出，於是有了我們如今目睹的宇宙，以及稱為「生命」的東西。「道」朝著無限虛空，發出某種聲響，送出去一波帶有萬鈞之力的振動，此振動如種子一般，帶著各種可能的型態或原型，不論看得到或看不到的、聽得到或聽不到的，都已涵蓋其中，那就是「道」──所有振動之母，聲中之聲，音中之音。換句話說，它變成 e-motional（與情感相關的），若直接解讀，就是「移動出去」的意思。這最早的情感是型態上純真之愛的振動，是一次搏動或跳動，就像我們的心跳或脈搏，擴張成波的型態，永不休止的發出一長串的泛音和低音，也就是比原音要高和低的振動，在各層次的創造上作用著。這些無法聽到的振動型態成了創造上的原件，使物質具有數不清的型態，包括我們在內，而這樣的創造到現在依然受到同樣的支撐而持續著。我們可以在冥想時，在心識中植入一枚聲音種子來讓過程反轉。這枚種子所具有的型態可將本身變成波，並在最後化為一次搏動。想要稍微了解一下振動是如何創造出型態的，請想想風扇或螺旋槳的扇葉越轉越快的情形。當扇葉轉得夠快時，我們的眼睛會看到一個圓形而近於堅實的物體，葉片則

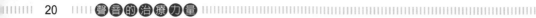

反而看不到了。這也是我們應該看待世界的方式，倘若我們能做到，便會了解，萬物就是一個由振動的能量互相連結起來的大網。

聽得到的聲音或振動，是兩種世間的力量對抗後所產生的結果。若沒有兩極的對立，沒有我們想加以調和的想法，怎麼會有運動？怎麼會有生命的能量出現？在此，我們注意到「能量」的希臘文是 energia，意思很單純，就是「運動中」。一方面，我們有一種絕對靜止的狀態，儘管這種狀態似乎不存在於宇宙之間；另一方面，我們又有「道」，擾動了原本全然的靜止。這些力量之中蘊藏著振動的要素，那是創造性的張力，就在運動和情感的變動，以及兩者傾向於回復絕對靜止狀態的深層特性之間緊繃著。tone（音、音調）這個字來自希臘字，意思是「繃緊」。沒有這份緊繃，人聲不會出現，樂器也發不出聲響。

基本上，「聲音」和「振動」是同義詞，因為我們想聽到聲音，必定要有東西振動，也就是來回的動。然而，我們也必須接受這種現象在聽覺之外的許多層次上，也同樣在發生。印度哲學的吠陀諸經中提到兩種聲音，一種是彈奏出來的，我們的耳朵可以聽到；另一種則不是彈奏出來的，是「道」所發出的細微振動，一般的聽力無法察覺。在並非彈奏出來的聲音中，有原型的世界存在，有些人可能會稱之為「神的心」。我們在《創世記》一開始描述創造天地的章節中，可以看到這個概念成了實體。造物者為我們的世界產生一種基本現象光，為了讓光出現，造物者必須發出某個聲音，那是「道」的某個片段。「神說，要有光，

就有了光。」光是高頻率的振動現象，遠超過可聽到的範圍。艾京頓（David Elkington）研究發現，「神」（God）這個字的起源可以追溯到古高地挪威語的 Guth，字面意思是「人聲」，也就讓神與聲、光有了連結，這表示古人對於上述概念可能有所了解並得到證實。稍後在《創世記》（第 2 章第 19 至 20 節）還有個例子，也說到振動或聲音如何造出形體。當耶和華神形塑或造出所有動物、野獸與飛鳥後，祂讓亞當爲每一隻命名。是否是這些名字（特定聲音的組合）讓原來只是原型的東西變得完整？我們出生之後所得到的名字，是否也是以某種方式藉由聲音塑造了我們？就像《創世記》所記載的，人類是依照神的形象創造出來的：我們是可以反映出「無所不在的意識」的小宇宙鏡，這表示我們應該效法神；同樣的道理，我們也要效法亞當，用自身的聲音爲自己創造出更高層次的新次元，以及新的存在型態，以促使此一創造實現的有利環境能夠出現。

當代天文物理學家給了「道」的存在性更高的可信度。「大霹靂」這個名稱，指的就是一次具有極大力量的火花，如洪水般將大量物質釋放到虛空中，星體的生與死得以一再地發生。在外太空還能偵測到最早的霹靂聲，這意味著此音中之音仍在繼續支持著我們和所有生物。在情感及性靈面，我們常會以「道」、「大響聲」、「大眞言」來稱呼這個最初的聲音。「道」的梵語發音是 /væk/（VAC），意思是「遍佈宇宙的東西」，這讓「虛空」（vacuum）這個字有了全然不同的深奧意涵。若我們把 a 作爲動力，放到裡面去，vac(a)uum 便形成一個代表「統一性」的

等式（equation of unity），如此一來，VAC 與至上眞言 AUM
成了對等，表示我們所謂的虛空，事實上是一個巨大的能量
場。另外，很有趣的是，如果我們把子音 L（譚崔瑜伽當中，海
底輪振動發出的音）放到「道」（Word）裡面，便創造了世界
（Wor(L)d）。（關於譚崔瑜伽，請參看第六章及第十一章）

　　在能夠明白「星體音學」（行星在軌道上振動所產生的和諧
音樂，只有少數「高等靈」才能感應到）這個富有想像力的古老
想法之前，我們可以拿上述概念作爲小小的起步。將這些構成音
樂上比例關係的行星振動加以並列，就是占星學相位（合相、六
分相、四分相、三分相、對相）的依據，而相位便點出了一個人
個性上的特點。由此看來，可以說所有眾生的下意識裡都迴響著
星體音樂。

　　於是，高於一切作曲家的作曲者，即造物者，想要編排出蘊
含著魔法的宇宙，一個神奇的王國，因此，祂把「道」（Word）
唱出來，從永無休止的創造中所構成的交響樂便由此出現。在
偉大的東方古文化中，/om/（OM），或梵文的 /ɔm/（AUM），
這個音便是「道」在塵世中的化身。全套希臘字母相當於代表
了 AUM，因爲它起於 A(H)lpha，終於 OMega。更進一步地，
AUM 也在生存實景中出現：當有人說 I AM（我是……）的時
候，物質的最小單位 AtoM（原子），第一個人類 AdaM（亞
當），表達屬靈的贊同時說 AMen（阿們），而且很有趣的是，
以變位造字法可得到 nAMe（名字）這個以振動方式來表達我
們個人的識別符碼。這個音進入拉丁文後成了 OMNES，表示

「全部包含」和「到處都是」。因此，由於有「道」，造物者成了 OMnipotent（全能）且 OMnipresent（無所不在）的。印度教徒將這個概念具體表現在 Nada Brahma 這句話中，這兩個梵文字可分別譯為「聲音」（Nada）及「造物的神與宇宙兩者」（Brahma），整句話的意思是「至高的存在、宇宙及聲音的現象本身，其實三者為一」。

尋得完整的至善之聲

　　音調（即一粒粒聲音的珠玉）的特質既存在於單音之中，也為多個音所共有。規律振動的物體有著各自不同的頻率，人的聲音與樂器所發出的聲音是其中最特別的，任何一個音調在發聲時，無數藏於此基本音中頻率較高的音會跟著出現，這些隱藏音，稱為「泛音」或「泛聲」。決定聲音「調性」的是泛音所呈現的樣式及所具有的力度。儘管兩個人所唱的聲音頻率一樣，仍可從他們各自不同的泛音結構來加以區分。泛音結構可比喻為聲音的 DNA，或者說基因的藍圖。對於任何聲音，我們都會當成一個整體來聽，也就是把單音（基本音）和衍生音（泛音）混在一起聽。我們也可以同樣的方式來體驗，從「道」之中不斷有無數的泛音出現，而自己就是當中的一音，就像一棵樹會分叉生出許多枝條，大世界中還有許多小世界。當今的新物理學中有一門宇宙論就抱持類似的觀念，他們把宇宙比作一具巨大無比的

弦樂器。理論內容是說，宇宙的基本粒子是比原子核直徑還要短上千億倍的「次原子粒子弦」微粒，粒子弦振動的方式是早已定好的，且由於彼此間的互動而產生了物質粒子的特性。從這個理論中可以感受到，我們身為一份子的這個世界是個由泛音相扣而成的大鏈子，每個人都以獨特的頻率在振動。這個見解對於「整個宇宙是如何互相連結在一起的」，提供了一種合理的解釋。我們若是假設，在宇宙中要與任何一處發生此種連結都是可以馬上做到的（即「無所不在」），那麼，宇宙必須佈滿某種特別但尚未被發現、作為載體的成分。這是因為聲音物理學有一項基本定律，就是「傳遞介質越稠密，振動便傳得越快」。究竟這種介質是什麼，目前科學界還不知道，但有可能就是古印度人稱為「阿卡夏」（Akasha）的東西，可翻譯成「以太」（ether）這個神秘的元素，也可譯為「聲音」。在「以太」與「永恆（eternal）之物」兩者之間，隱約有個連結存在。字母 H 的加入，象徵了神的氣息。吠陀諸經提到，在「道」的發聲之後，「以太」是首先出現的元素，然後才是風、火、水、土這些用來造物的基本元素成分。以此為基礎，每個想法所帶來的振動都足以影響整體，這個見解讓我們不得不好好考慮一下，所有負面思考模式不斷的發出負面想法到此載體場中的情形。這意味著，若聲音能夠帶來療癒的功效，那麼誤用時也會產生破壞力。有位法國工程師在研究聲音對人體的效應時，便發生過這樣的事。他研發一種大型汽笛可以發出次聲波，一位技工在進行首次測試時，內臟被震破而立刻死去。

這樣一個以聲音的角度看待宇宙的觀點，跟我們身心靈三方面的健康安適又是如何發生關聯的呢？首先，是共振（鳴）原理讓連結得以建立。共振（resonance）來自拉丁文的 re-sonare，意思是「再次發聲／振動」。聲音的物理學中包含兩類共振：自然（sympathetic）共振與強迫共振。自然共振的發生，是指某個振動中的物體讓另一個物體也以相同頻率振動起來。大家熟知的一個例子就是歌手可藉著讓玻璃的音頻結構受到過度共振而破裂。《聖經》中有個類似的故事，說到約書亞與他的軍隊一邊吹小號擊鼓，一邊繞著耶利哥城牆轉，產生了極大的共鳴效果而讓牆塌了下來。頗為奇怪的是，科學家竟然用描述情感的字眼 sympathy（同情，同感，共鳴）來形容這種現象。「同感」如同「愛」，可以讓我們再次感受到最原始的情感，即「道」。當兩個人頻率互相混合，並且起了共鳴，這樣的「同感」難道不像是墜入愛河一般？而當某個振動物體的力道足夠使另一物體（不論原來的頻率為何）跟著振動時，便是發生了強迫共振。例如，小提琴和鋼琴的琴弦振動時，會讓樂器的木質主體發出共振，如此可使聲音放大，並且以更大強度在共鳴。

在心靈層面上，我們都與「聲中之聲」相連著，但卻又以各自不同的程度與它有著斷裂，無法接收到全部的作用。事實上，我們若沒有這項連結，便會活不下去。我們在意識面或甚至在無意識面上，都會想大大強化這項連結，並以聲音產生共鳴來獲得這種強化。當這個連結真的實現時，可在實際上察覺其搏動或脈動，感覺到釋放出來的純淨能量，並且使我們的情感不再有黑暗

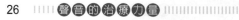

面。這就是我們來自天然、宛如種子的聲音，也就是印度教徒所稱的眞言。我們的情感面經由一個包圍身體的能量場而與身體互相纏繞著，這個能量場常被稱爲「靈氣／光環」（aura）。身體的細胞、肌肉、器官、腺體、血液循環、神經系統，以及光環／氣場都是聲音的共鳴器，好比一部複雜的樂器，這部樂器要發出最榮耀的聲音，就必須抓得準音高：每個組成部分的振動頻率都要正確。此時，人能眞正感受到徹底的「放鬆」，同時達到整體健康的最高點。從另一個角度來看，若振動模式中出現頻率不正確的情形而使音高不準了，那麼我們便會不健康，而且會生病。

　　sound（聲音，完好的，健康的，合理的）這個字會被用來形容事物井然有序、沒有缺點的狀態，並非偶然。我們會說某人「健康狀況極佳」（in "sound health"）、「明智」（of "sound mind"），或某個原則相當「合理」（sound）。Gesundheit 這個德文字不但可翻譯成「健康」，也可譯爲上述形容的各種狀態（soundness）。sound（海峽，海灣，河口）也可用來形容貫通兩個大水域的渠道，德文則是 sund 。由於這跟水波的運動有關，所以在此的關鍵字是水（water）及管道（channel）。的確，若要與音中之音（「道」）再次取得連結，聲音（sound）是主要管道。字母 U 不但位於 sound 這個字的中間，甚至也在至高無上的東方眞言 AUM 的中間。就把 U 想成 YOU（你）好了（譯註：兩者同音），那麼你就成了躺在 sound（聲音）中間的人（person）；而源自 per sonare 的「人」（person），也是憑藉聲音而存在的。

　　生活中，聲音可以產生治療作用，是可以進入我們的能量場並影響神經系統的一種力量，不應只被單純地視爲一種聽得見的振動而已。我們都很清楚，日常生活中有許多聲音足以破壞健康均衡的狀態。即使是聽不到的振動，如被認爲無害的超音波，也可能會造成慢性的負面效應。每個人都有各自不同但同樣會感到心煩或不快的特定聲音，造成身體或心理上的不適，這是因爲這些聲音跟我們各自的獨特頻率組合，出現了無法同步的情況。爲了自己好，只要可能做到，我們居住的聲音環境應盡量跟本性相合，自身則應培養對聲音類型的辨別力。當我們培養對聲音的鑑賞力時，也就是不論聲音以何種型態出現，知道哪些可以使我們更接近解脫與眞快樂的聲音時，我們便可尋得那許多聲音治療師所稱的「神聖之聲」，那是使我們完整的至善之聲。

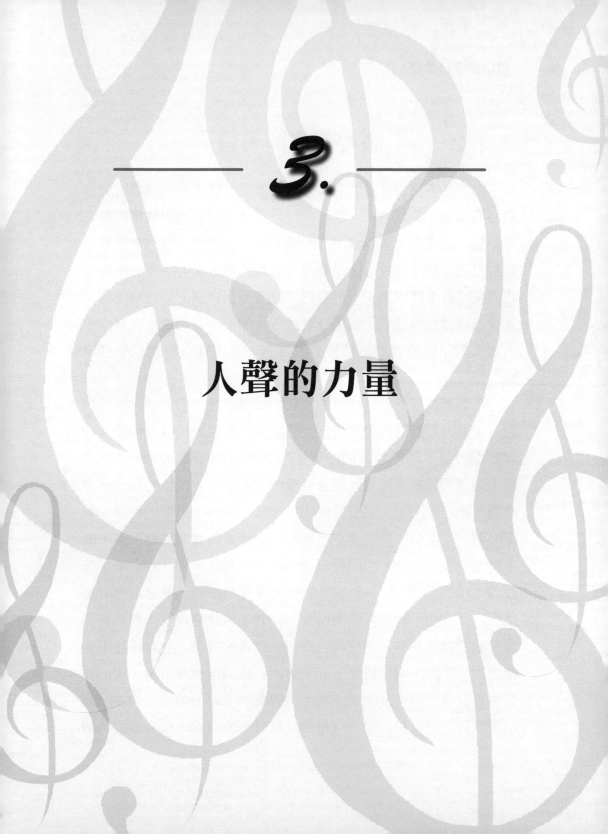

3.

人聲的力量

感受話語的力量

　　人的聲音可說是我們所擁有的最重要天賦之一。我們的聲音與心意相連，並以說話、歌唱，以及種種自然流露出情感的聲音等型態，呈現出一種頗爲不凡的溝通面貌。然而，我們有意識地以對自己有利的方式來使用聲音，這樣的情形又有多常發生呢？我們花了許多時間聊天，但我們的聲音受到善變的心念所支配。在聲音可做的事情中，歌唱是更爲不凡的，但我們之中又有多少人會去做？至於自然流露情感的聲音，多半在很早便已受到壓抑。

　　我們都親身感受過話語的力量，知道所造成的影響，即使說話者未必有意針對我們。從別人話語中，可以聽出各種情緒及心理狀況，這些都影響我們的情緒和心理上的平衡狀態。舉例來說，如果我們被人辱罵，或目睹極度悲傷的人宣洩情感時，常會感覺耗損許多力氣。憤怒、愉快、幽默、憂傷、恐懼、淘氣、敦促、勸說、同情，要將這些不同的心念模式以聲音表達出來，並不需要特別花力氣。但即使只是簡單的一句話，如「我必須現在就滿足所有的慾望」，若說話時變換聲音和語調，其意義便可能產生許多變化。從潛意識層面看，我們都可算是演員，因爲我們會改變說話的聲音，以便得到有利於自身的效果，而且往往不是故意的。那麼，請你想像一下，若能有意識地加以引導，人的聲音會具有多大的力量呢？或許可以觀察一下政治領袖人物如何運用聲音將自己投射出來，以達到說服群眾的目的。這方面的一個

重要例子就是希特勒，他藉由演說來煽動並迷惑了德國人民。

　　要了解一個人的個性與所處狀況，聲音是一條主要途徑。在不知情的狀態下，我們便在聲音的性質中，透露了自身的感受。在談話中，我們反映出自身是放鬆或緊張的狀態。我們的本性在所有的話語中留下了印記。我們都聽過會令神經緊張的聲音（不論所說的內容為何），以及似乎能讓人平靜的聲音。以全世界來看，語言和說話方式會反映一個國家的特質；如歌唱般、母音要張大嘴巴講的義大利語；聲調流暢、性感的法語；閉著嘴說話、像被上了夾子般的英語；還有慢聲慢氣的美國南方腔。在這些型態中，還有許多的變型，個人的類型還可根據說話的頻率高低、速度、音量來加以分類。若要察覺這些特性，在聽的時候不要太關心話語本身的意思。說話會有型態出現，就表示大多數人都可被劃入幾種基本型；也就是在個性上屬於土象、火象、水象或風象。美國「極向整合」（polarity therapy）治療師薄惹（John Beaulieu）曾開發一項技術，稱為「語音能量學」（Voice Energetics），可根據基本型態的缺乏或過多的情況來診斷健康方面的問題。西方世界的蘇菲派（Sufi Order）創建者，時也是印度音樂大師，印納亞・杭（Hazrat Inayat Khan）在提到三種基本語音類型時，也同時寫出個別的特質和基本屬性：一種是顯示有力量，一種有美，第三種有智慧。通常會發現，在這些類別中，會有一種基本調性型態是最主要的，同時混有其他型的情況：

♫　　　　土象：讓人有盼望，給人勇氣，誘人

♫　　　　水象：讓人沉醉，使人平靜，治療，鼓舞

♫　　　　火象：給人深刻印象，使人奮發，激動，驚嚇，喚醒

♫　　　　風象：鼓舞，安撫，超然

♫　　　　以太：給人啟發，治療，帶來和諧，令人信服

　　有時我們會特意改變原本的聲音，好投射出某種形象。我們會裝出這種不自然的聲音，可能是因為職業上的需要，但不論理由為何，都可能造成當事人在個性上出現確切的轉變。另一方面，在情況需要時做出聲調的調整，對我們而言可說十分熟悉老練了。事實上，由於演戲與說話的聲音相關，若能加以研究，將會有助於我們解放個性，並與自我的深層產生聯繫。然而，就算連這些調整過的聲調都考慮進去，我們的聲音仍舊像指紋一樣是獨一無二的，這是因為聲音中的泛音部分具有獨特的型態（請看第十二章）。這些型態可用現代的光譜分析技術[1]來偵測得知，因此，人的聲音甚至可以作為保全上身分辨識之用。

　　歌唱是人在發聲時自然想做的事，從療效上來看，歌唱要比講話更好上一級。早期人類的語言就好比現代孩童用來表達的話語，本質上就是唱歌，且在音調的變化上可能更接近鳥兒鳴唱的

1　例如，光譜分析在「生物聲學」（Bioacoustics）或者稱為「振動方面的再訓練」（Vibrational Retraining）的聲療法中，可用來幫助診斷。請參看「人聲以外療法選介」項的參考資源。

歌聲。直到今日，我們仍可在非洲及遠東的語言中聽到這種聲音。這些語言的說話型態比英語更豐富，涵蓋了較寬的頻率範圍，也包含了較多泛音。毫無疑問的，歌唱是件有益健康的事，因為歌唱時喉頭所製造的共鳴效果，要比說話時大得多，而且講話時如果遇到感覺不自然的型態，通常也可用歌唱的方式跳過。想想看，以往各行各業的工作者會以歌聲相伴的方式來工作，讓原本的勞動負擔得以輕鬆許多。再想像一下團體所能產生的療癒力，如合唱團表演，能夠使原本單人的共鳴得到上百倍的加強效果。整體來看，不論採用何種型態，社團歌唱活動都在持續減少中，尤其是西歐國家與美國更是如此。回想一下，上一次在聚會中圍著鋼琴唱歌（不管唱什麼歌）是什麼時候的事了（如果曾發生的話）？太多人變得只是被動地接受音樂，而不再彈奏歌唱了。未來的世代若將歌唱都讓給演藝人員（他們可不一定都是能彈唱出「好的共鳴」的榜樣），那麼，也就切斷自己與某種自然療癒源頭的聯繫了。

　　我們因情感自然流露而發出的聲音，是位屬說話和歌唱之間，型態上有大笑、哭泣、呻吟、慟哭、尖叫、嘆息、打呵欠、吹口哨、哼曲子等，這些聲音是我們的天賦人權，本來就是讓我們可以淨化身心、釋放感情的，包括正面與負面。要記得，英文中情感（emotion）的字面意思就是「從某處離去」。常見的例子就是媽媽對著襁褓中的嬰兒低吟著歌，以及吹口哨的工人。孩童就像是能發出自然聲的泉源一般，許多聲音都是因為喜悅而發出，是不含意思的音節。或許這些音節並非沒有意義，而是某種

古人所知道語言的片段，但這些就像許多童年的其他東西一樣，被我們放到一邊去了，因為我們的父母、師長、社會環境要把我們塑造成大人的模樣，我們心靈與情感運作過程之間的連結，因此被切斷了。很可能因為身為大人必須支撐自我形象的緣故，我們很少能夠完全釋放這些情感，任其抒發，如大笑、呻吟、慟哭，因此過程本身無法達到治療的效果。所以，若能誘發這些在情感方面具有滌淨作用的聲音，確實具有重大價值。我們無須等到巨大情緒將我們淹沒後，才去接收這些情緒所能產生的治療效益（參看第八章）。

人聲具有無窮的療癒效果

以人的聲音來產生具有療癒效果的共鳴，最高等的類型就是特定音調發聲和吟唱，這兩種型態具有比歌唱還大的力量，因為雖然歌唱有益健康，但是作曲者並沒有把心思放在對歌唱者達到特定的治療效果上，更不用說對於聆聽者了。從這個角度來看，歌唱的限制是來自於音樂型態的持續變化，並且常常充滿了對比：音高起起落落，調子改變，節奏始終在變化，力度的變化，以及文字的效果。那麼，請想像一下，僅只是把巴哈《B 小調彌撒曲》當中的一句重複多次，讓這個聲音有充分的時間進入歌唱者的身心靈深處，會產生多大的力量？這就是特定音調發聲和吟唱時所發生的事，當中所用的聲音組合集中於極少數且不斷被重

複，好讓這些聲音有充分的時間和空間，達成原本希望達到的目標。

　　人的聲音能產生精巧有力的共鳴，對於激發、淨化及平衡能量而帶來人的完整（身心靈的整合）來說，是十分理想的共鳴力量。人聲的所有面向，不論是說話、自然聲、歌唱、特定音調發聲、吟誦，或是泛音發聲，都有助於上述過程。儘管聲音療法常會使用到各種電子樂器，但真正能夠跟著我們到處走，可以用意識控制並使用的，就只有我們的聲音了。我們的聲音讓我們可以做自己的聲音治療師，只需要少量的指導，就可在應用這種聲音的功法上獲得成效。運用知識、用心引導，我們可以把自己的聲音當成自我療癒的有力工具。

　　在應用聲音治療時，語言本身是不可缺的一環，我們稱為「字」的玩意，是由母音和子音所構成，而每一個字都具有意義。《聖經》所提到的巴別塔故事告訴我們，在太初之時只存在一種語言，後來人散開了，也就互相隔離了，每個群族因而有了自己的語言。我們是否能夠找出這個「初始」的語言？它如何演變？這些恐怕始終會是個疑問。或許我們所能找到最接近的語言會是梵文（尤其當我們考慮到必須是神的語言時），也就是今日還有人在說的、印度教典籍所用的語言。不論地球上這些語言是如何演變的，始終存在一個主要疑問：每個聲音組合（或說「字」）在振動發聲狀態下，是否對等於所指稱的動作或物件？是否發出某個聲音才帶來其意義，還是說，某個字的意義是內含的，就算沒有被振動地發出聲音也是如此？若「字」

是最早且是第一個能夠發出特定共鳴、能帶來振動的構造元件，那麼「字」對我們的能量場所產生的是什麼效應？從這個觀點來看，主要的母音和次要的子音又有什麼關係？在考慮這些問題時，深入想想自己名字的音，因為根本上來說，這些音連起來並沒有意義；然而，組合起來之後，這些聲音卻以某種型態具體的代表了你。當我們更了解自己的個性後，甚至可能對名字做一些聲音上的變化（譯註：這在英語及西方語言中較為常見，華語則較少），而乾脆將名字整個改掉。古代的神傳文化有個觀點，知道某人的真名就可以對那個人產生影響力。我們在聽某個聽不懂的外語時，也會產生「語言就是一串聲音的組合」這樣的領悟，對於這些語言，我們就如同對待音樂那樣來獲得整體感受，並沉醉其中。

　　在從事這些特定音調發聲、吟誦、泛音發聲的儀式活動中，可培養對母音、子音所擁有的特性、頻率階層、共鳴量的鑑別力，並了解它們對自己的影響。舉例來說，在子音 R（/r/ 或 /ɜ/）中有一股大能量及熱力，這是無法否認的，並且可刺激人的腹部。印度教徒將 R 音與火元素、以及他們稱為「激質／變性」（Rajas）的活性力量連結在一起。而與 R 恰為反面的 M（/m/）音，則是向內而被動的振動，可以在低聲哼唱中聽到，主要是從頭殼裡感受到。類似的例子還有，大多數人都可以感受到 AH（/a/）音所代表的敬畏之意，且好奇這是否發自心臟所在的胸口。母音相當於語言中的載體，與我們的情感緊密相連。子音會以各種方式改變母音所產生的氣流，與心靈層面的關係更加

緊密。或許可以考慮一下，與母音相比，發出子音時所用到的舌頭動作會多上多少？

　　基本上，人的聲音經由強力應用「母／子音系統」產生振動，便可作為一種共鳴器具，調整並改善身體、我們稱為「心靈」的心智能力，以及身體周圍能量場具有的其他面向。如此一來，也進一步釋放出某種特殊的能量（與身體原始的能量頗為不同），一種印度教徒稱之為「純質／悅性」（Sattva）的生命能量。這種共鳴若能接觸到上述各層面，便可以說「療癒」（healing）真的發生了。這個名詞源頭的意思是來自古英文的hal，翻譯成「全部／整體」，也就是「健全」之意。heal與「治療」（cure）是分別發展的，後者的意思是將某種疾病從身體或心裡永遠移除。當耶穌在處置痲瘋病患時，雖沒有做明白的表示，但確實將cure與healing做了區分。在已經治癒（cured）的十位痲瘋病患當中，只有一位回來找耶穌，並且讚美神，因為他因此完整了，也就是真的得痊（healed）了（路加福音17章12節）。印度有兩位知名的性靈老師羅摩納・馬哈希（Ramana Maharshi）及拉瑪克禮希納（Ramakrishna），儘管他們都證得完全的自我了悟，身體卻仍受制於自然法則而死於癌症。當有人問馬哈希他是否覺得疼痛時，他的回答是肯定的，不過，他同時也說了，在心理層面上，他並未承受執著之苦。我們每個人各自的身體狀況都有差異，要保證疾病總是能被擊退是不可能的事。

　　因此，人聲在治療上的應用，不大可能做到能夠治癒危及生命的重症，也不大可能將嚴重的心理問題根治。它可以做到的是

在身體層面上，人聲的應用可以減輕壓力及各種病痛的症狀，甚至解除，例如頭疼或胃腸不適。人聲的應用也可以激發內分泌系統，幫助身體克服感染的情況，或在神經系統因生病而負擔沉重時給予安撫，或者打通身體能量受阻的各個部位，這樣一來，像是喉頭緊縮這樣的狀況便得以緩解，說話也就可以溝通順暢了。在心理層面上，人聲的應用可以讓日常生活中因承受各種壓力所產生的焦慮得到減輕。但實際上，人聲最常被應用的，要數預防保健了，也就是讓我們的身體，不論是看得到或看不到的部分，都能保持在良好狀態下，並以正確的頻率振動。如此，便可以獲得以下好處，將我們帶往「康復」的狀態，也就是身心靈得以完美整合的狀態：

1. 身體方面：細胞、內分泌、器官、循環系統的運作效能都能完全。神經系統的運作遭受較少的壓力，整個身體處於放鬆狀態，呼吸也沒有壓迫感。

2. 心理上：心神得以平穩清明，意識面得以擴大，同時，情感得到淨化，並自負面中解脫，身與心兩種節奏得以整合。

3. 靈性上：將會感受到無條件的愛與快樂，以及與一切生靈、所有物體的一體感。

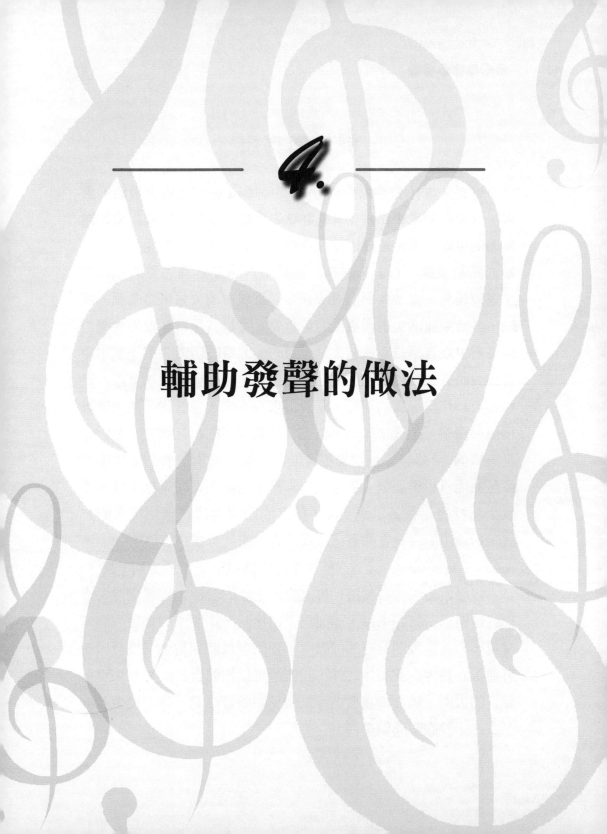

4.

輔助發聲的做法

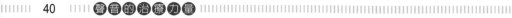

靜默與冥想

曾有人說，音樂是在「靜默」這塊畫布上創造出來的；還說，音樂從靜默中出現，又在靜默中消散。而後來的靜默要比剛開始的美妙得多，這是因為在音樂停止之前，在虛空中搭建出美妙的原初型態，在消失之後，仍讓聽者感受到其完整的存在似乎還停留著。從某些面向看，音樂從聽覺中消失後所感受到的體驗，其實要比消失前所發生的更重要。這也就是為什麼從性靈的角度看，在音樂結束後鼓掌是不對的。鼓掌時所產生的不規則噪音，會將音樂所帶出來的美好能量氛圍驅散殆盡，而那實際上是聽者可以作為滋養的部分。錄製出來的音樂，儘管從某些角度看仍值得慶幸，卻從來無法重現現場音樂演奏的超凡獨特，原因也是一樣的。「錄音」無法捕捉音樂所產生如光環一般的能量場，或是此能量場與聽眾心靈之間的聯繫，也無法在音樂結束時，使能量場持續存在。舉例來說，印度的聽眾會以在空中揮手的方式，對演出的古典音樂表達欣賞之意，如此可讓「拉格」（譯註：ragas，一種印度音樂的旋律）所產生的特殊氣氛不至於受到干擾。

以發出治療性振動這件事來說，上面的看法也同樣成立。當你打理自己、做好準備，以便集中精神時，剛開始的那段靜默非常重要。在那段開始時的靜默中，我們可以聽到待會兒要發出而目前還在體內的聲音；此外，我們還可以按照自己的意思來導引聲音的去向。總之，在發出可被聽見的聲音之前，你可能會花上至少三十秒的時間做準備。

正如理想的音樂演出是沒有鼓掌的，在我們發聲儀式之後保持靜默，也比準備時的靜默要重要許多。首先，身體方面，我們在全心意地進行發聲十分鐘或更久之後，是需要休息的。而且，在後面靜默時可以進行冥思，花上五分鐘到三十分鐘都行，這時是收攏自己及吸收的時刻，我們可以直接體會到發聲儀式所達到的效果。通常會有同時也是最明顯的感覺，就是感覺身體徹底地輕鬆、如純愛一般的靜能量之搏動、心神上清明的狀態，以及心靈上深度的寧靜。發出治療性振動，正是後續深度冥思狀態的序曲。不論你採用聲音治療的動機是什麼，終究都會認知到，以冥思活動作為結束才是最自然的。從這個角度看，發聲，然後靜默並冥思，這個過程與印度的眞言瑜伽（譯註：又譯作「梵咒瑜伽」）傳承密切相關，該傳承的求道者在身體內部重複神聖的種子音節，讓這些音節深入意識中，直到成為單純的節奏，最後整個消失。

聲音治療的過程可開啓一種超越平日心理狀態的較高意識狀態，相關的科學研究已經證實，根據腦波測量，我們擁有四種意識狀態，隨著波形（以每秒幾周次計算）變小，我們的心神能力卻增加，變得更具有直覺，甚至出現超自然力。

四種意識狀態

貝塔波 [1]

所有人在平日生活中所經驗到的狀態，就是這個層次。在此狀態下，很難進行細緻的創造性工作或思考。貝塔波只是讓我們有辦法做各種事，從事許多活動，過日子。當感到緊張或恐懼時，貝塔波會頗為活耀。

阿法波 [2]

這是下一層次的狀態。在此狀態中，我們會把一般情形下的心念放下，進入冥想的第一個階段。出現這種腦波會帶來一種使人放鬆又警覺的狀態，也讓人得以接上通向創造性思考及藝術性工作的管道。

西塔波 [3]

第三層次的狀態，相當於最深度的冥想狀態，此時很容易進入睡眠狀態。若能達到此種靜寂平和的狀態，就算只維持幾分

譯註
[1] 貝塔是第二個希臘字母。
[2] 阿法是第一個希臘字母。
[3] 西塔是第八個希臘字母。

鐘，也非常有可能會釋放出極精鍊的創造性能量。

德塔波 [4]

這種波是頻率最慢的波，我們有此波時，將處於無夢的深度睡眠中，得到徹底的休息。然而，由於我們在此狀態下毫無知覺，所以儘管有了自身與宇宙意識結合的經驗，卻無法加以開發。

我們以特定音調發聲、吟誦、泛音發聲等方式來應用療癒性共鳴，因此，意識狀態至少可由貝塔波進入阿法波，甚至可能進入西塔波狀態。

以下各章，是對於所有發聲儀式練習的梗概略述，我們都極力主張結束時要進行某種型態的靜默冥想。已經在從事冥想修行的人，應該可以很自然地就進入；尚未從事冥想修行的人，可以看看下面這些做法，哪一種最契合自己的本性，然後挑一個來做。進行安靜冥想時通常要坐下，姿勢也要講究。

姿勢

在直背的椅子上坐下，不要無精打采的，雙腳放在地上，手

譯註

[4] 德塔是第四個希臘字母。

和手臂要放鬆，掌心向上，自在地置於下襬，也可以把右手放在左手裡。如果你熟悉瑜伽中的趺坐（即雙盤），那麼儘管採用。背一定要挺直，這很重要，這樣當能量由脊柱底部往上流動時才不會受阻。如果有身體上的障礙而無法維持挺直的姿勢，則可以躺下。

集中注意力

所謂冥想時的注意力，指的是帶有覺察力的狀態，而非過於活躍的特意用意志力貫徹的那一種。因為這是內在的體驗，所以進行時很自然的要閉上眼睛。第一次做的時候，就在內心跟隨那些剛剛發出的大聲音，也就是說，降低聲音的音量，讓它只有在腦海裡重複低迴的程度。儘管聲帶已經停止活動，仍繼續形塑聲音。跟著聲音，直到最後變成以節奏的型態存在為止。除此狀態之外，一切保持靜默。

或者，也可以當外在聲音最接近無聲時停下來，然後把注意力放到脊柱的底部。從那裡，你可能會感覺到，向上湧起了一次搏動或脈動，但那不是心跳，也不是呼吸，就好像發現了屬於你的自然真言之聲正在那裡沉睡，等著被喚醒。這是能量流動之聲。你也可以選擇以自己的呼吸為注意的對象，因為在做完發聲活動後，你的呼吸會變得深沉而有規律。例如，吟誦真言Soham（/soham/），以氣息進行緩慢而均勻的誦念（參看第十

章），這時把注意力放在呼吸上就很適合。不過，如果發聲活動是較為有力的，像是大笑，或者伴隨有力道的動作時，由於呼吸的頻率會增加，此時就不要跟隨這種加快的頻率，比較好的做法是隨著肺部動作緩和的過程，將注意力放在脊柱底。

冥想時，腦海中的螢幕可能會閃現一些念頭、視覺上的影像或顏色，這時，注意力要用來體驗因發聲活動所引發的較高意識狀態，對於出現的任何念頭、視覺上的影像、顏色則保持距離，如此，身心靈整合之後的豐美完滿便得以內化，以供日後使用。顏色特別具有吸引力，同時也代表你進入了轉化的狀態；儘管如此，還是要加以超越，因為理想上，我們所要接觸的狀態是更為深層的。要在發聲之後的冥想狀態中停留多久，由你自己決定。這要看你有多少時間，讓自己能夠在聲音與靜默之間取得平衡，五到三十分鐘都行。有些人在安靜的狀態下會覺得不舒服，因為他們覺得跟自己失去了聯繫，或者更清楚點說，是跟「自我」斷了線。然而，實際上所發生卻恰恰相反。越能深入安靜不動的狀態，與自己的真實自我就越有接觸，並且在稍後可以成為各種創造活動的源頭。你必須明白所經驗到的是怎麼回事，就算還不十分清楚，當發聲結束時，也要容許自己至少以某種方式安靜地休息一會兒。

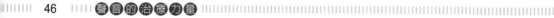

動作與姿勢

　　基本上，動作可以幫助產生聲音，因為發聲的振動需在起頭時有個搏動力，藉由此力產生實際的波。發聲本身便是一種動作，當我們發聲時（說話、自然流露情感的發聲或歌唱），幾乎總會以姿勢與動作來彌補聲音的不足。這種情況就好像身體受到來自聲帶（搏動開始的源頭）振動的刺激，而必須以某種方式加以回應、補足，讓情感的表達多些衝擊性。在動到聲帶、舌頭、嘴唇時，很少有人能夠完全避免身體出現動作。那些偉大的心靈導師應是例外，當他們宣講宇宙性的知識時，身體總能保持超凡而靜止不動的狀態。

　　動作與姿勢讓我們能更用心的投入在發聲中，在方向上更堅定，在力度上更加強，使得聲音治療的行為儀式化，進而增加情感面的衝擊力。同時，放鬆身體也有助於發聲機制的鬆緩，減少壓抑的情況。想要發出較放得開的聲音，並不需要激烈的動作，而應該類似於東方人在動作上的功法，如太極（意思是「能量之道」）、氣功（意思是「培養內在能量的方法」），以及「肢體聲調語言表現法」（Eurhythmy，包含了發聲），後者是由世界性導師、先知者史代納（Rudolf Steiner）在上個世紀所發明及創立的方法。太極及氣功的動作是緩慢的，讓人感到時間不存在了，將當下這一刻拉長，恰好配合人進行重複的發聲，其和諧的動作為細微的能量流打開了通道。總之，它們的優雅代表的不只是形式的美感，也代表人由於「聖靈」（Holy Spirit）而得以強

化。

　　在結合了心意與觀想之後，動作與姿勢有助於將聲音引導到身體的特定區域，使發聲及呼吸變得自由。舉例來說，如果你想在心輪（胸口的能量中心）產生共鳴，可以把雙手放在胸口，然後外移六吋（約 15 公分）左右再回來，如此有節奏的來回，配合進行特定音調的發聲或吟誦，這樣的動作有助於聲音的振動往胸口集中。如果在準備冥想前，所做的特定音調發聲或吟誦，以誦念真言的形式繼續在身體內進行，便可同時安靜地做出輔助動作，有助於產生內在的節奏。

　　對於特定音調發聲或吟誦，或許你可以自行發展出直覺上覺得自然的動作和姿勢。在稍後的章節中，許多的發聲儀式都提供有可相結合的動作及姿勢。

觀想與觸摸

　　觀想是心智所具有的力量，可用來將能量引流至所需之處。既然特定音調發聲常要集中於身體的特定區域，那麼我們便可藉助觀想，將聲音振動導向這些區域，也是讓你集中穩定的另一項工具。我們可以視雙手為觀想的延伸。一旦你開始發聲，能量流便受到激發，其移動還特別會流向雙手，使得雙手很自然地得到治療的力量。有一種用雙手來進行治療的著名方法，稱為「靈氣」（Reiki），便是以上述現象為根據。在人所發出的聲音、雙

手及身體被觸摸的部位，很自然地出現一種能量交換及循環的現象。將人聲與撫觸加以結合，也會在情感上增加衝擊度，讓我們出現自愛的感受，但這並不是指官能上的，而是心靈層面的感受。

　　特定音調發聲及吟誦也可以和同伴一起做。兩個人同時發聲，其中一人或兩人同時接受同伴所給予的治療性撫觸，這只需兩個人的雙手相接便可以做到了。或者，也可以由發聲的人將雙手靠近需要治療的身體部位來進行，兩人同時將聲音投射在該部位。若想要的話，也可以讓被治療的人在過程中加入發聲。以雙方具有互信為前提，這樣的合作可以增加共鳴聲的力量。在與脈輪相關的特定音調發聲（參看第十一章）中，也提到了撫觸的應用。

音叉的應用

　　提到音叉，不能不歸功於薄惹所做的先驅研究，他為「極向整合法」設計了輔助用音叉，可以與特定音調發聲相結合，一邊進行發聲，一邊傾聽成對的音叉（一耳聽一個）；這些音叉都被設定為純音程。所謂純音程是由自然泛音序列中衍生而來（進一步的說明，請參照參考資源中「人聲以外療法選介」）。

5.

呼吸與發聲

　　這個世界若全是由「道」（the Word）所發出的無限個振動相連而成，那麼，一開始時，「道」到底是如何被啟動的？縮小到微宇宙層面來看時，很清楚的，如果我們要說出任何一個字（word），便不能不靠「將風元素從聲帶排出的動作」──呼氣。那麼，我們必須如此想像：在「道」出現之前，要先有氣息；而氣息就是生命力，或者印度教徒所稱的「呼吸／能量」（prana），中國人所說的氣，古希臘人所說的「氣／精氣」（pneuma），希伯來人所說的 ruach，他們還用這個字來表示「靈」（spirit）。氣息本身就帶有振動，因此「道」是無法與之分開的。印度的聖典中，將宇宙的誕生（呼出的氣）與消失（吸入的氣）以「大呼吸」來稱呼。即使是呼吸過程中所使用的字眼吸氣（inhalation）和呼氣（exhalation），也包含了 hal 這個字根，意思是「完整」。呼吸並不只是吸入氧氣、釋放二氧化碳這樣一個我們視為天經地義、理所當然的過程而已。我們所呼吸的空氣也是維持生命的食物，就像電力一般，提供身心兩方面的力量。人腦若因缺氧而匱乏，便會喪失生命力，變成植物人。由於污染加重，今日空氣中的氧氣較以往稀釋，這也是所有疾病的根本肇因。

　　會呼吸的不只是身體而已，心與靈也會。聖經《創世記》第 2 章第 7 節告訴我們：「耶和華神用地上的塵土造人，將生氣吹進他的鼻孔裡，他就成了有靈的活人。」我們若把梵文的 Atman（天賜而屬於個人的「自我」）拿來跟德文的 atmen（動詞的「呼吸」）相比，便可明白氣息作為生存基礎的重要性。在

atmosphere（大氣層）裡也可以找到同一個根源音，該字的意思是地球本身的生命能量。另外，在譚崔瑜伽傳承中，風元素與心輪相關，而心輪則是另一個維持生命的器官[1]；這也是值得注意的地方。

　　本書並非以描述某一種特別的呼吸技巧為目的，如哈達瑜伽的調息法。然而，呼吸作為發出聲音並維持穩定的主角，卻不能被忽略。若能練習某種簡易的呼吸技巧，不僅能改善發聲的品質與長度，也可以讓你的身心靈更加充滿那股生命之流，也就是我們賴以維生的空氣。

　　要能發出具有足夠治療力的聲音，很實際的一個問題就是要提高肺活量及控制腹部肌肉。在平日，許多人的呼吸都是淺薄的，這是由於有或沒有意識到的壓力帶來了焦慮所致。這種緊張會壓迫上半身，使吸入的空氣量減少到最低程度。只要能深度放鬆自己，就一定會有較深的呼吸。不論是否要發聲，有意識地調整呼吸，其過程都是特別的。想在全心投入生活時，還有意識地保持對於呼吸的覺察，這並非我們所建議的，事實上也辦不到；在全心投入時，我們可讓呼吸自主運作。不過，設計來增加呼吸長度的練習，其作用可能可以延續到你日常的例行活動中。

　　不論你是經由鼻孔或口吸入空氣，吸氣過程的關鍵在於腹部

....

譯註

　[1] 此處作者可能取義 heart center（心輪）的 heart（心臟）。不過，心輪（脊柱前方）其實並非以心臟（偏左）為中心，只是鄰近。

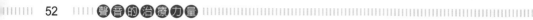

下方的橫隔肌。若能放鬆這塊肌肉，你的肺部便可以更開展，因此能吸入較多空氣。這件事說比做要容易，因為我們並不習慣放鬆或收緊腹部的肌肉，所以首先要練習運用這裡的肌肉，然後這些肌肉會控制橫隔膜放開肺部，使吸氣量變大，呼氣也會變得較有力。

呼吸功法的準備練習

在開始實際練習呼吸功法之前，為了讓腹部肌肉發揮作用，先將雙手放在腹部，幫助自己待會兒可以掌握狀況。接著，放鬆腹部，同時保持正常呼吸。由於這樣的放鬆，對許多人來說並不容易做到，所以可能需要有意識地挺出肚子，但不要到緊繃的程度；然後，反向來做，很緩慢地收緊腹部肌肉，就好像要把肚皮貼到後背一般。這個過程要逐漸來做，越做會越好，但不要一開始就用上全力，否則會造成肌肉受傷。只要做到腹部肌肉完全收縮，便馬上恢復到肚皮膨脹的狀態，也就是放鬆肌肉，然後很快進入向外凸出的姿勢，這樣放鬆腹部肌肉通常便可讓空氣很自然地湧進肺部。大約用十五秒的時間以鼻孔將氣息吸進來，然後才進行再次的收縮。每次在進行結合上述動作的實際呼吸功法之前，先花三分鐘左右的時間做此項練習。

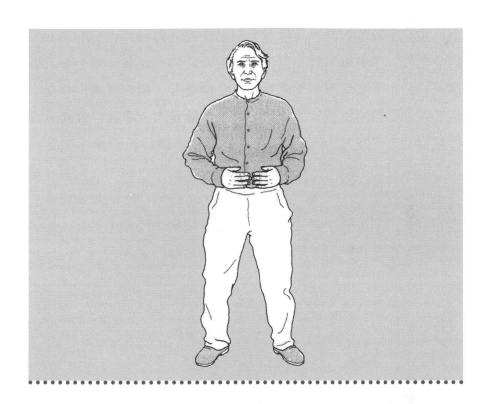

　　第二種準備性質的練習，是要讓你打開喉嚨，讓聲音可以不受約束地放出來。這很像在漱口，目的是讓口中液體盡量往後流向喉頭，但又同時出氣將它頂住。這項練習中用到三個聽起來像漱口的音：

/gɪŋ gæŋ gʌŋ/（GING GANG GUNG）

　　嘴形好像含了一顆圓球，張得大大的，但不必過於用力而把

下巴撐到緊繃的程度，這樣就太超過了。舌頭保持在口的底部不動，然後，不動嘴，也不動舌頭，由喉頭後面發聲，將上面三個字一一發出。要從喉頭深處發出這三個母音，就像在漱口一樣。練習時宜採用短而固定的節奏，可以不斷重複三者之一或將三者接續發聲，或者也可以發出其中一字後，讓空氣持續由喉嚨呼出，形成低鳴的聲音。很自然的，這樣做的話，發出的聲音在節奏上會比較緩和。但要注意，重點是，這些漱口般的聲音要以發音的方式出來，而不是唱出來。不過，後來出現的低鳴聲（如果有的話）也是一個音，與原本發出的音是分開來算的。

打開喉嚨的練習

　　將下面所標示的音各發出九次（分成三組，每組三次，並在每一組後面發出前述之低鳴聲），然後感覺一下嘴部位置，再將所標示的相應母音以相同位置發出。開始之前，先以鼻子做一次深呼吸。發音時，要好像可以發出任何音的感覺，並且在氣用掉一半時發出第二個母音。在換發母音時，呼吸本身及其控制並沒有特定要求。日後，當你學過關於開發呼吸的一般性指引後，再回來這裡把所學應用在練習中。

音	母音
/gɪŋ/（9 次）	/ho-hu/
/gæŋ/（9 次）	/ha-he/
/gʌŋ/（9 次）	/hɛ-hi/

　　這項打開喉嚨的練習可以加上動作，會有強化的效果。一腳置於另一腳的前方，平衡地站好。後腳向外，與前腳成大約 90 度角。練習時可將前後腳交換。雙手上舉到口的前方，好像捧著一顆能量球（跟開口時的口腔一般大小）。發出母音時，將能量球往外推出，同時身體稍微向前傾，但不要彎腰。發聲到一半時，此時手臂還沒有完全伸直，兩手就須分開，手掌心始終保持向內捧著能量球，然後以畫圓的動作將雙手移回到一開始的位置。此時，也把身體拉回到原來平穩的位置。做完一組三次，共三組的練習後，暫停一下，用鼻子呼吸，並把注意力放在呼吸上。

　　為了達到以人聲做治療的目的，空氣要由口吸入，而非鼻孔。由鼻孔進行有節奏感的深呼吸，對於進入冥想狀態有幫助，因為「呼吸／能量」被引入頭部，將有助於心神安寧。經口的呼吸與行動有關，此處則是與發聲相連結。由於以口吸入空氣比較容易，因此也較不致造成上半身肌肉緊繃。

對於開發呼吸的一般性指引

　　兩腳分開站立，膝部完全放鬆，但要稍微彎一點點[1]，要能感到平穩，好像在地板上生了根似的。雙手輕輕放在腹部。頭要正，雙眼閉上，專心。要記得放鬆喉嚨，舌頭則輕鬆放在口腔底部。讓肚子如上述那樣往外擴張到最大程度，這樣，你便準備好了，吸氣動作開始了。

　　想像自己前面有一大杯空氣，上頭插了支吸管，吸管很長，不但超出杯口，進入你嘴裡之後還一路延伸到突出的肚子裡。你的嘴唇形狀要像個小圓洞，像是能夠發出「嗚」聲那樣。好，開始把空氣輕緩地吸進來，持續輕柔的動作。用這種方式吸氣時，用到的肌肉動作量是最少的，喉嚨因而可以保持放鬆，整個胸部也不需要有動作，連進氣的聲音都不該聽到。首先，觀想自己逐漸被充氣，肚子逐漸擴大，好想自己是一顆氣球，在胸腔不斷產生新的層次，使你感覺自己充滿了純粹的空氣所帶來的精神，尤其是當空氣觸及心臟時。在吸入的過程中，兩個要動作的肌肉就是保持肚子膨脹的肌肉，以及吸氣進來要用到的肌肉。吸氣何時停止？在感到飽滿了，但還沒用到頸、胸、肩膀的肌肉，這時便是了。如果這些部位已經開始出

1　此後就以「一般站立姿勢」來表示這種站立方式。

現收縮動作，就是該停止吸氣了。

　　呼氣也是經由嘴唇所形成的圓洞，非常緩慢地，如準備練習中所說的那樣收縮腹部肌肉，讓氣流安靜而穩定地湧出。以雙手察知收縮的情況，但不要對腹部造成推壓。練習之後，這股氣流應可延續達二、三十秒之久。當練習的次數還不夠多時，在進行下一輪練習前，或許要先恢復成正常呼吸一會兒。

　　當你對這項呼吸方法更為熟練之後，就可以試著進行連續的「吸氣—呼氣」循環，不要再恢復成平常的呼吸方式。也就是說，當你將氣息以不緊繃的方式完全排出之後，就直接讓肚子完全挺出去，開始進行吸氣。嚴格來說，這樣並非有節奏的呼吸方式，因為吸氣和呼氣的時間通常不會一樣長。傳統做法中，這兩部分通常是平均分配的，例如，你可以在每次循環中進行數算，數到某個相同的數字為止，也可以自行決定是否在中間閉氣，如此一來，呼吸節奏的穩定便可構成一種冥想的方式。然而，我們做增加呼吸量、提升控制力的練習，並非以此為目的（儘管這樣的效果的確可能出現），而是為了讓聲音治療的好處能有所增加而已。

基本方法的變化

1. 呼氣時不只是吐氣，還以中等音量發出 /hu/（WHO）聲，也就是蘇菲傳承中神聖的 HUU（參看第十章）。開頭的 /h/ 有助於發出聲音，這是因為嘴形已經開始出現，所以母音 /u/ 的發聲會比較容易。

2. 在 /hu/ 之前加上 /θ/（TH）。要發 /θ/，將舌頭微捲，舌尖頂到上面的牙齒，將氣流擋住，讓氣息往上衝擊上顎。這會有額外的好處，就是可以刺激頭部。發此聲時要用力，前五秒出氣都用來發 /θ/，然後才發 /hu/。感覺一下這個音會讓頭部受到振動，也可以考慮一下此聲與英文的 THought（思想）和 THink（思考）兩字的關係。

3. 在安靜呼氣，或以 /hu/ 連續發聲時，可加入下面的動作，以增強效果（見圖 60 頁）：

   a. 開始時採一般站立姿勢。首先，雙手互握成祈禱姿勢，水平高度齊腰，手指朝外。吸氣時，慢慢將雙手往兩邊外移。手指始終朝著前方，好像捧著一顆球。完成吸氣時，也就是動作停止時。呼氣時，想像雙手是某種風箱，慢慢將手移回原本的位置。控制好時間，在身體中央合掌時，氣息也剛好排完。

   b. 開始時採一般站立姿勢，雙手放在兩側。吸氣時，手臂慢慢向兩側舉起，手肘稍微彎曲，像是就要飛起的鳥一

般。手腕放鬆，手指彎曲，使得你在完全伸展手臂時（至少到肩膀高度），手指是指向地面的。同樣的也要控制時間，讓吸氣完成時，手臂也剛好往外伸展開，但手肘不可僵硬。呼氣時，想像手臂好像風箱一般，慢慢下沉到原來的位置。控制時間，讓氣息結束時，雙手剛好放到兩側。

4. 這是替代第 3 項的另一種做法。用以下動作配合這串母音：/u-o-a-e-i/（OO-OH-AH-AY-EE）。

a. 開始時採一般站立姿勢。雙手放在喉嚨高度（就在下巴下方），好像握著一顆橘子大小的能量球。吸氣時，將能量球下移至太陽神經叢[2]（心窩肌）的高度，此時，手指與地面平行。接著，雙手向外移開，好像要將握著的球拉大到剛好與身體同寬一般。前後兩個動作要連續，中間不要停頓。然後，就像 3a 所做的，慢慢將雙手往內推，好像雙手之間有些阻力一樣，直到球又回到太陽神經叢前方的中心位置為止。推的時候發出母音，音調可隨意，自在就好，由一個音滑向下一個，各音的長度則根據估計的氣長平均分配時間。也可以在換音時，腹部用些力量向內推，產生一些「口音」上的變化，算是加點個人風格。

譯註

[2] 一個重要的神經中樞，位於橫隔膜之前的腹部。

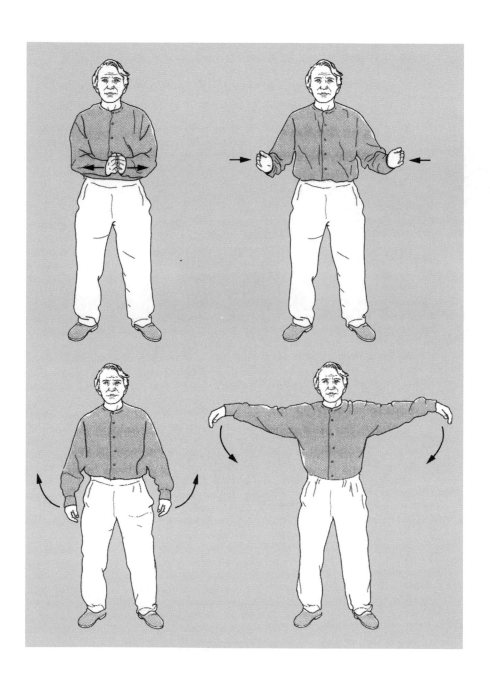

b. 開始時採一般站立姿勢。雙手在喉嚨高度，掌心向上，兩手手指相連朝上。吸氣時，雙手順著身體下沉，到太陽神經叢時，開始向外彼此分開，過程動作類似弧形。雙手自然地掉到太陽神經叢以下的高度，讓雙手、雙臂可以如 3b 那樣不用繃緊地升起，直到手臂平行於地面為止。呼氣時，用與前面相同的方式發出那串母音，慢慢將雙手往下移，做出反方向的弧狀動作。讓雙手停歇在太陽神經叢下方，女性把左手放在右手上，男性則相反。以鼻子呼吸，當你準備好時，把雙手向上滑移至原來的位置，然後進入新一輪的程序。

滌淨呼吸練習

此練習將深呼吸的技巧與觀想和母音發聲加以結合，目的是讓全身上下感受到空氣所帶來的滌淨效果。過程分成兩階段，但吸氣方式是相同的（見圖 63 頁）。

第一步

兩腳分開站立，與肩同寬，膝蓋放鬆，閉上雙眼。兩臂向上伸直，手指朝上。手肘可微彎，避免手臂肌肉緊繃。想像自己的手好像抱住一根由頭頂上竄的柱子。吸氣時，雙手慢慢下

引，從面前通過；繼續往下時，保持掌心向內，手指在胸前
與另一手手指形成互指的狀態，最後當手掌及於鼠蹊部時則朝
下。在這個過程中，你要做的不僅是觀想把氣息由頭頂往下牽
引、充滿肚子，也要試著感覺自身的生物能場或光環之存在。
感覺的結果將決定雙手移動時與身體之間的遠近距離，可能在
兩吋（5 公分）到八吋（20 公分）之間。雙手將空氣下引的速
度，取決於你被空氣充滿的速度快或慢。

　　當雙手通過胸前時，以中等聲調發 /ha/ 聲來放出氣息。
以大調音階的五個音度下滑發聲（也就是 Sol、Fa、Mi、Re、
Do 五個唱名）[2]，在雙手接近鼠蹊部時，把母音換成 /hu/。繼
續以最低音發出 /hu/ 聲，直到氣息用盡；或者，也可以不論
/ha/ 或 /hu/，都保持以同一個中等音發聲。在此循環結束之
前，以正常方式呼吸，雙手慢慢上舉（即做反向動作），直到
再次回到頭的上方，碰觸著想像中的柱子。如此進行九次。

2　大調音階，請參考第七章的大致介紹。一個中度音上不錯的選擇是 D，也
　　就是 G 大調的第五音，如此，則你會往下經過 C、B、A，然後滑到 G；
　　往上則經過 E 和 F#，然後到高音 G。

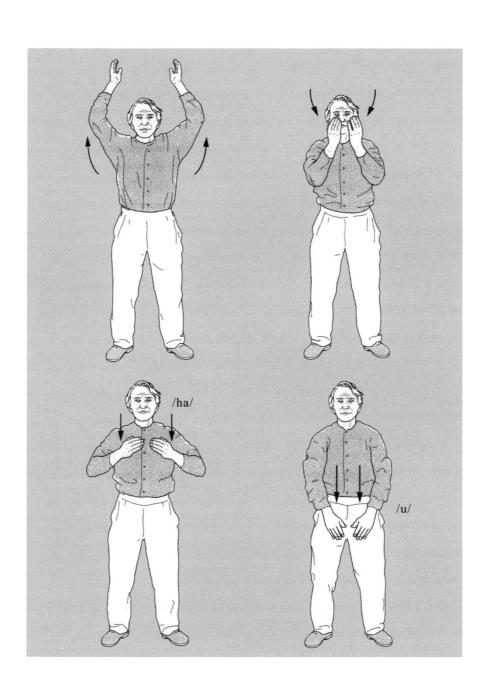

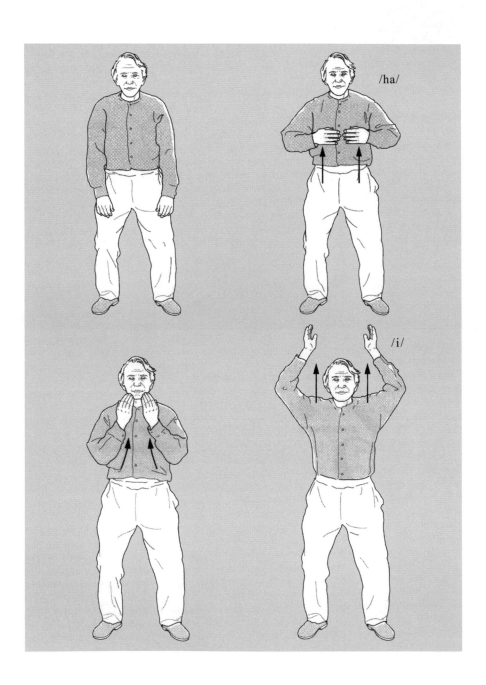

第二步（見圖 64 頁）

　　以前面同樣的方式站立，背挺直，膝部必須相當地彎曲，閉上雙眼。雙手放在鼠蹊部附近，開始進行深長的吸氣時，觀想自己將氣息從腳底往上引，經過雙腿，一路上來，進入頭部，雙手也隨之向上。當雙手到達胸口時，手指是互指的，用任一中度音發出 /ha/ 聲，並以大調音階往上滑升四個音度（唱名是 Sol、La、Si、Do）。雙手經臉部向上到達想像中的柱子時，則改以 /i/ 母音發聲，並持續以最高音發出 /i/，直到氣用完為止；或者，也可以 /ha/ 和 /i/ 都採用同一個中度音來發聲。在此循環結束之前，採正常方式呼吸，將雙手下引至開始的位置，然後做下一個循環，如此做九次。

6.

母音與子音的意義

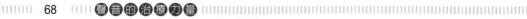

　　我們若可以確認母音與子音之間的關係，以及它們對於我們的內在與外在可能具有的意義，在進行特定音調發聲和吟誦時，情感面上將可更加深入，發聲練功的好處也會大幅增加。請在心裡面想像所有的母音及子音是一顆顆水果，想盡量把水果的汁榨出來。發聲發得越多越久，得到的好處也會越多。不論哪一種語言，母音都是所謂的載體，母音的波形即構成了句子，在我們內心深埋了根。從某個角度來看，任何語言中，母音也都如五臟六腑般重要。事實上，vowel（母音）這個字在淵源上，跟 voice（聲音）有直接的關係。子音則是母音的伙伴，以短促的聲響帶動母音前行。實際上，在子音當中，只有如 L、M、R、S、W、Z 這些音才能夠拉長。所有基本的母音，如 /a/、/o/、/u/、/ɪ/、/i/，可說是具有神聖性的，因為它們是普世皆有、發音單純、而且可以不需依賴舌頭來發聲，只在嘴形上變化而已。從不需舌頭發聲這點來看，便可知道母音在語言出現之前就已存在。英文的 language（語言）這個字是由拉丁字 lingua 而來，後者的意思為「舌頭」。當我們用舌頭改變母音，發出子音時，語言便誕生了。

　　以下的說明，用意是想在思惟與情感之間搭起橋樑，讓讀者在發聲與吟誦各種「母音—子音」組合時，獲得較強的效果。由此看來，也就不難想像，若把母音與子音以不同於以往的方式相連，便可能創造包含神聖母音的特別語言來（參見第十一章談到「種子音節發聲」的段落）。

母音

/ ɑ /（AH）

　　A 這個象形字可說是個重要的幾何圖形，因為三角形的部分代表了數字 3。3 這個數字很重要，是因為二元與兩極有了第三個力量，便得以和解，其角色是和事佬。這反映在宗教性的三位一體上，如基督教的聖父、聖子、聖靈，以及印度教的梵天、毗濕奴、濕婆。最崇高的神祇所擁有的最重要名稱中，有些便包含了 /ɑ/ 音：God（/gɑd/，上帝，發音為 GAHD），BrAHmAH（/ˈbrɑmɑ/，印度教的「天神」），AHllAH（/ˈɑlɑ/，回教的「真主」），AHwooNa（/ˈɑwunɑ/，阿拉姆語），以及 JehovAH（/dʒɪˈhovɑ/，耶和華），或 YAHweh（/ˈjɑweɪ/，希伯來語的「上帝」）。在帶來和解與和諧這方面，最了不起的和事佬就是無條件的愛，即來自內心的純粹能量，是我們所有行動背後的動力來源，然而卻經常很快就被支配性強的自我所扭曲了。因此，這個張口的母音是與內心相連的，內心（heart）這個英文字的發音是 /ˈhɑrt/（HAAART）；此外，它也是驚嘆之聲，是看到令人敬畏（AHWE，/ɔ/）之事時所發出的聲音。發出 /ɑ/ 聲時的嘴形是最寬的，就好像蘊含各種的可能性，擁有一種能夠朝著四面八方向外放射的動能。因為 A 是字母表的第一個字母，便成了啟動的源頭。也因為這個理由，我們用第一個希臘字母「阿法」（ALPHA，/ˈælfɑ/）來代表開端。即使是印度教眾所周知的

/om/（OM）音，在梵文中的 AUM 也以 A 起頭。與此相關的還有西方基督教的真言「阿門」（AH MEN，/'ɑ'mɛn/），也是古希臘時代為造物主所起的名稱之一。

/ɔ/（AW）

這個母音很能引起注意並攫住人，我們會發現這項特性與意志相關，也因此與太陽神經叢相關。/C/（AW）的低鳴有著豐富的泛音，可將上述部位原本閉鎖的狀態加以解除（SAW/sɔ/through）。以此母音開頭的一個最基本的字，就是 OUGHT（/ɔt/，應該），意思是義務、本分，但與意願或愛心沒有必然的關聯。因此，當我們感覺「我應該做這件事」時，常伴有腹部縮緊或打結的反應，於是也有「受罪惡感的折磨」（WROUGHT/rɔt/）或「壓力讓人煩憂」（OVERWROUGHT/'ovɚ'rɔt/）或「心煩意亂」（DISTRAUGHT/dɪs'trɔt/）等說法。很糟糕的事就是 AWFUL（/'ɔfʊl/），有時情況糟到會讓人落淚，於是我們便放聲痛哭（BAWL/bɔl/）。當我們感到憤怒或挫折時，很自然地就會發出這個聲音。我們說「被牆（WALL/wɔl/）擋住」時，便是遇到阻礙了。我們並非不受約束的，而是受制於「律法」（LAW/lɔ/）這個字眼，而這件事不斷啃噬（GNAW/nɔ/）著我們的內心，讓我們覺得自己的人格有瑕疵（FLAWED/flɔd/）。

/e/（AY）

這個音是用來溝通的，與喉部有關。相關字當中最主要的

就是「說」（SAY/seɪ/），同樣重要的是平日打招呼用的「嘿」
（HEY/heɪ/）。還有個重要字「服從，遵守」（OBEY/əˈbeɪ/），
其根源的意思是「傾聽自己內在的聲音」。這與「禱告」
（PRAY/preɪ/）的關係密切，意思是與較高層次世界溝通；還有
「玩」（PLAY/pleɪ/），意思是跟別人自由、歡喜的互動。溝通
講求的是發生聯繫，也就是找到走得通的路（WAY/weɪ/）。而
當負面情緒扭曲了溝通的管道時，我們反而會把別人當成下手
（PREY/preɪ/）的對象。

/ i /（EEE）

　　此一母音的振動頻率最高，所以可以與頭部和更高層
次相連。根據印度的傳統，這個母音會使人聯想到高度活
性的力量——「激質／變性」（Rajas）。這個音可以將你
從所在之處「彈射」出去，讓你跳脫自己，使你「不朽」
（EEETERNITY/ɪˈtɜnətɪ/）；或者，如果存心不良的話，讓你變
得「邪惡」（EEEVIL/ˈivəl/）。這個音也讓人充滿生氣活力，如
英文字的「熱衷」（KEEN/kin/）。這個母音促使你起而行動，
如「感情」（EEEmotion/ɪˈmoʃən/）、「解放」（EEEmancipate
/ɪˈmænsəpet/）、「擺脫」（EEEmerge/ɪˈmɜdʒ/）。又如覺醒後好好
做人（BEEE/bi/）、尋得人生之鑰（KEEEY/ki/）、看（SEEE
/si/）透重重屏障等。此外，在英語世界裡，我們總是用「他」
（HEEE/hi/）、「她」（SHEEE/ʃi/）、「我們」（WEEE/wi/）、
「我」（MEEE/mi/）這些代名詞來指稱自己和彼此，這表示我們

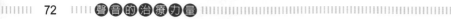

都是活躍而積極的人。現今的年輕人是如此充滿活力與衝勁,他們當中有許多人在提到自己和別人時,是以受格的「我」(ME)起頭的,如「我(ME)和羅伯」,而非「羅伯和我(I)」。還有,當我們害怕的時候,發出的尖叫中常帶著 /i/ 的音;而當我們難過、想表達「悲痛」(GREEEF/grif/)之情時,便會「哭泣」(WEEEP/wip/)。

/ ε /(EH)

這是 E 的短母音,發音時有感覺的地方主要在喉頭,而喉頭正是我們與外界進行溝通與表達時的核心部位,且看「表達」(expression)這個字,開頭的音就是 /ε/。因為這個音跟裡面有 /ε/ 的「頭部」(head/hɛd/)相關,所以能平衡與「內心」(有 /ɑ/)相關的音。將此音施用在喉嚨部位,還可讓喉嚨僵硬的狀況得到解除。因此,「說」(say)這個動詞的「過去式」(也可直譯為「不再繃緊」)是 SAID/sɛd/。此音也同樣出現在兩個最具社交力的字眼中,即「哈囉」(HELLO/ˈhɛlo/)及「幫忙」(HELP/hɛlp/)。

/ aɪ /(EYE 或 I)

在英語中,這個母音所指的是我們的自我意識,談的是關於自己的種種,因此是個重要的母音。大寫的 I,是由兩條短的水平線和一條長的垂直線所構成,象徵我們既是整合的個體,卻又具有雙重性。簡而言之,I 同時代表了我們的自我和個體性;

甚至與自我意識相關、表示擁有權的字眼中，也包含了 I 的音，即 MY（/maɪ/，我的）及 MINE（/maɪn/，屬於我的人、事、物等）。而要讓自我意識能夠與真正的自我整合起來，我們需要深刻的洞見（INSIGHT），才能看到隱藏於假象背後較為寬廣的整體實相。要獲得洞見，必須先擁有照亮事物的光（LIGHT /laɪt/），要獲得啓發（ENLIGHTENMENT/ɪnˈlaɪtənmənt/）才行。要覺醒以注意到更為寬廣之實相的存在，我們便須提出問題，其中之一是「為什麼（WHY/hwaɪ/）？」這樣一來，我們就會較明智地運用頭腦（MIND/maɪnd/）。這就是所謂的「第三隻眼」（eye/aɪ/）（或眉心輪）所具有的功能，/aɪ/ 音可以促進其作用。

/ o /(OH)

此音與 /a/ 音互為夥伴，因為這兩個音都有涵蓋了宇宙間所有的可能性，兩者發音時的嘴形都是寬而圓的，舌頭都是放鬆的，都可以用來表達奇妙、驚訝和發現。而作為象形字母來看，O 象徵了完整的個體，一條一直繞著圈的線，在視覺和心理層面上，都代表完整的個體，且擁有一個中心點。這裡首先要講的，同時也是最重要的，就是這個音出現在印度教很重要的一個種子音節 /om/（OM）中，而以此音開始，我們有了源自拉丁文，表示「全部」和「到處」的字，即「全能的」（OMNIPOTENT/amˈnɪpətənt/）及「無所不在的」（OMNIPRESENT/amnəˈprɛzənt/）。同時，讓我們感到安心、

覺得安全的所在──家（HOME/hom/），也因為有了此音而蘊含更深刻的意義。/o/ 音跟太陽神經叢這塊區域有關係，因此也跟正向創造活動所帶來的精神緊張有關，並且能提振內在的力量。武士在向前行進（GO/go/）、迎向敵人（FOE/fo/）時，可能還會同時由丹田發力，反覆唱出「吼」（HO/ho/）以召喚勇氣。水手在拉纜繩時，會一邊大叫 Heave Ho（/'hiv'ho/），因為這時他們特別需要力氣。甚至是一向挺著大肚腩的耶誕老人，在大聲發出「吼（Ho/ho/），吼，吼」時，也是表達出同樣的精神。要說創造活動所帶來的「緊張」，沒有比小提琴的琴弦更好的例子了，因為只有當琴弦被撐著、拉緊了，小提琴才能發出聲來（TONE），而這個字來自希臘字 tonos，意思即為「繃緊 / 緊張」。

/ u /（OOO）

這個出現在 food（/fud/，食物）中的母音，屬於水元素，因為很清楚的，當它在溪流中平穩舒緩地流動時，根本就是先由小孔洞裡冒出的（OOOze/uz/）。再者，此音與身體的薦骨區，也就是女性的子宮部位有關，而這個部位又與我們的性行為有關，也因此與我們官能有關，所以我們可以在這些字裡面找到這個音：SOOTHING（/'suθɪŋ/，帶來撫慰的）、WOOING（/wuɪŋ/，求愛）、COOING（/kuɪŋ/，柔情低語）。在另一層面上，此音也代表了創造力本身，如做（事）（DO/du/）、造出新（NEW/nju/）東西等。

　　回教傳統中的祕教者，以蘇菲派之名爲人所知，他們認爲
/u/ 音就等於神，也就是造物主。對他們來說，「呼」（HOOO
/hu/）是神的聖名之一。在說出這個聖名時，他們會進入出神的
狀態，目的是要與至高的存在相結合。我們在問別人「你是誰
（wHOOO/hu/）？」或哲學式的自問「我是誰（wHOOO）？」
時，也就等於是在沒有意識到的情況下，讓自己認同此一存在。
若將這些句子的英文字順序加以顛倒，便成了 You are who（你
是「呼」）和 I am who（我是「呼」）了。從 /u/ 的聲音，我們
可以意識到，自己的內在確實帶有一點神聖的火花，因此跟造
物主 **1** 是相連的。對此，還能加以補充的是 YOU（/ju/，你 / 你
們）這個字，此字是以心輪的 /j/ 音起頭的，所以意義更重大。
我們若把 HOOO 跟 MAN（人）兩音節相接起來，變成 HUMAN
（/ˈhjumən/，人），就可以更明白這一點。因爲在這個字裡面，
神（HOOO）與我們在理智及判斷上的力量相連了；別忘記，
manas（人）這個梵文有「心智」的意思。

---

1 在瑪拉茲（Gitta Mallasz）謄錄的《與天使交談》（*Talking With Angels*）
　　一書（1988 年 Daimon Verlag 出版）中，她用來指稱造物主的名字，事實
　　上就是 O 音再加上一個發成 /u/ 聲（如 "lute" 中的音）的 O 的變音。

子音[2]

/k/（C／K）

　　K 這個象形字母（所發的就是 C 的硬式音）會讓人聯想到「箭頭擊中目標」的形象。如同箭可以射穿目標，/k/ 這個音也可以將能量受阻的地方「切、砍」（cut/kʌt/）開來〔而 K 也與「刀」（Knife/naɪf/）有關，儘管 K 在其中並不發音〕。此音會帶來衝擊波，當抵達脖子後頭時，可向下傳到自主神經系統，過程中也會刺激內分泌系統。這個子音裡有一種呼喚（KALL／kɔl/），像是要把人叫醒。舉例來說，中東苦行僧中有個以「毛拉維」（Mevlevi）為人所知的教團，信徒在傳統的迴旋祭禮中，以發出 /kʌm/（KUM）這個音進行呼喚，叫人「起來過清醒的日子」。墨西哥的古代馬雅人也在儀式中用種子音節 /k-in/（K'IN）裡的 /k/，表達對於造物者的敬意（相關頌文的說明，請參閱第十章）。

　　/k/ 似乎具有某種作用，能夠把我們的本性清理一番〔將 c(K)leansing/ˈklɛnzɪŋ/ 拆為 clean singing 來看，是否意味著「潔淨的歌唱」？〕，我們因而可以成為徹底覺醒〔c(K)onscious/ˈkɑnʃəs/〕的人。過程中要做的事，就是找到鑰匙

2　這裡的子音是由各「聖音傳承」（sacred sound traditions）使用較頻繁者之中選出的。

（Key/ki/），以便開啓（unloCK/ʌnˊlak/）這種能帶領我們到達更高層意識狀態的能量。/k/ 的力量是如此特別，甚至不必發出聲，也可以把我們推到當下（Now），同時使得 (K)now（/no/，知道）及 (K)nowledge（/ˊnalɪʤ/，知識）這些字當中的 K，有了較深的意思。用宗教字眼來說，此種能量可以帶領我們前往天國（Kingdom/ˊkɪŋdəm/）。如同基督（C(K)hrist /kraɪst/）犧牲自己、被釘上十字架（c(K)ross/krɔs/）這種大愛的作爲一般，我們也爲了想散發那稱爲「愛」的能量而行莊嚴（sac(K)red/ˊsækrɪd/）之事。順便一提，在希臘文中，基督也被稱作 Kyrie（/ˊkɪrɪɛ/，上主）。而此一轉變要能出現，我們便必須在行爲上帶著充分的熱忱（Keenness/ˊkinɪs/）與仁慈（Kindness/ˊkaɪndnɪs/）。但我們若是誤用了 K 的能量，則會動彈不得（c(K)aught/kɔt/）、吹毛求疵（c(K)ritical/ˊkrɪtɪkl/）、寸步難行（c(K)rippled/ˊkrɪpld/）、失去理智（c(K)razy/ˊkrezɪ/），甚至就此垮掉（c(K)rack/kræk/）、一敗塗地（c(K)rash /kræʃ/）、崩解潰散（c(K)rumble/ˊkrʌmbl/）。最糟的是，還可能出現犯罪（c(K)rime/kraɪm/）與殺戮（Killing/ˊkɪlɪŋ/）的情況。

/ h / （H）

/h/ 音跟我們的呼吸有很深的關聯，而呼吸在印度哲學中是調理生命能量進入體內的情況，所以，/h/ 是子音中最具靈性的音。若將 H 放倒就成了 I 。前面說過，I 代表了相連成一體的兩極。若我們的二元性沒有平衡、調和成一個整體（中間那條

線），就會覺得自己被不同方向的力量所拉扯，沒有中心意識、不能安穩。也就是說，/h/ 這個氣聲是對治散漫、隔絕這種感受的解藥。有趣的是，若是把 H 和 I 排在一起，我們便有了一種聲音可以表示益發清醒的感覺，比如這句話：「我興致高昂」（I feel high），語調上揚且結尾輕飄。時至今日，我們聽到有越來越多的人用「嗨」（Hi/haɪ/）來打招呼，而不是「哈囉」（Hello）。不管用哪一個，這種打招呼的方式，事實上是表示崇敬，因為 Hello 的源頭是來自 Hallow（/ˈhælo/，崇敬）。你若講出 hallow 的變形字之一，也就是承認別人的內在具有來自上天的火花，承認他們是具有神性的（Holiness/ˈholɪnɪs/）、是完整的（WHoleness/ˈholnɪs/）。在譚崔瑜伽中，/h/ 與喉嚨有關，而喉嚨是我們的溝通中心，問候都要從此處表達出來。喉嚨部位若發不出聲，我們會說自己的嗓子粗啞（Hoarse/hors/）。我們以此部位所說出的內容，其實來自嬰幼兒期所聽到（Hear/hɪr/）的種種。我們若是真的在聽（Hear），就表示我們的心神就在此時此地（Here/hɪr/）這麼說應該毫不為過；而如果沒有真正的傾聽，也就不會有真正的溝通。

　　以 /h/ 這個氣聲開頭的英文字當中，帶有巨大的力量和情感的字真的很多。首先來看我們自身所不可或缺的部分，即頭（Head/hɛd/）與心（Heart/hɑrt/）。值得注意的是，喉嚨（throat/θrot/ 這個字包含強烈的 H 元素。譯註：指的是 /θ/，也是氣音）既位於此兩者的中點位置，也是將兩者連結起來的部位。當這些部位處於十分均衡的狀態時，很自然的，我

們會是健全的，並且還為我們帶來希望（Hope/hop/）、快樂（Happiness/ˈhæpɪnɪs/）、謙卑（Humility/hjuˈmɪlətɪ/）、誠實（Honesty/ˈɑnɪstɪ/）、和諧（Harmony/ˈhɑrmənɪ/）、療癒（Healing/ˈhilɪŋ/）、甚至幽默（Humor/ˈhjumɚ/），而那些可以做出登峰造極（Heights/haɪts/）事業的英雄（Heroes/ˈhɪroz/）及英雌（Heroines/ˈhɛroɪnz/），也由此誕生。然後我們成了充分的人（Human/ˈhjumən/）〔我們還用「他」（Him/hɪm/）及「她」（Her/hɝ/）來稱呼別人〕，唱出讚美神的話（Hosannas/hoˈzænəz/）及聖歌（Hymns/hɪmz/），我們性靈上的飢渴（Hunger/ˈhʌŋgɚ/）因此得到滿足。我們得到成果（Harvest/ˈharvɪst/）了，並且深深滿足，以擁抱（Hug/hʌg/）一切之姿，為了眾生而歡喜低吟（Hum/hʌm/）。對我們來說，到達這種狀態是真正的回家（Home/hom/）。然而，就像所有的音一樣，/h/ 也可能被誤用，這一點我們可以從天堂（Heaven/ˈhɛvən/）與地獄（Hell/hɛl/）的相對，幫助（Help/hɛlp/）與傷害（Harm/harm/）/ 仇恨（Hate/het/）/ 嚴厲（Hardness/ˈhardnɪs/）/ 敵意（Hostility/hasˈtɪlətɪ/）/ 獵捕（Hunt/hʌnt/）/ 恐怖（Horror/ˈharɚ/）/ 嚴酷（Harshness/ˈharʃnɪs/）的對立上看到。

/l/（L）

L 這個象形字母是由互成直角（九十度）的兩條線所構成，在占星學中，這相當於「四分相」，會帶來挑戰，並對現有狀態產生強烈的震盪效應。馬雅語的 lil 這個字，意味著宇宙中的振

動，而且常被簡化成單一的音 /l/。他們在前面放 /o/（O），成了 /ol/（OL），意思是「振動型態的覺醒意識」，相當於印度教「/om/」（OM）的馬雅版。譚崔瑜伽體系將 /l/ 音放到海底輪的位置（與土元素相關），讓根本的振動與基本的能量從此處傳播出來，這同時也是印度教徒所認爲的拙火（Kundalini）（譯註：又譯爲「靈量」、「昆達里尼」、「亢達里尼」）能量所在之處。巧合的是，此身體部位稱爲腰椎（Lumbar），其開頭的發音與譚崔瑜伽的海底輪種子音節 /læm/（LAM）頗爲相應。

在發 /l/ 音時，舌尖要碰觸上顎，具有極爲重要的能量上的作用。在道家養生傳承中，人的體內有兩條能量的脈道，都是起於會陰，陰脈由身體正面往上而終於舌尖；陽脈則由身體背面向上，進入腦部，終於上顎。因此，/l/ 音就像是個啓動裝置，將兩脈相連起來，形成能量流動的循環。

英語中有個很重要的以 L 起頭的字——愛（Love/lʌv/），許多偉大的心靈導師都稱「愛」爲宇宙間最大的動力與振動。愛所具有的特殊動力，就潛藏在我們最核心的地方。然而，這份能量很容易因爲自私的理由而轉了方向，譬如可能轉往慾望的方向。我們生命中另一個足以彌補愛之不足的大力量，就是光（Light/laɪt/），其組成的振動頻率，在我們所知而能感受者之中是最高的，並且在這些振動中，存在著生命的要素。人類還創造出另一種振動性的力量來表達自身經驗——語言（Language/ˈlæŋgwɪdʒ/），其口語型態便是我們會傾聽（Listen/ˈlɪsən/）的聲音。眞正的傾聽是性靈上的行爲，就像我

們在覺察自己內在的聲音時，也同樣需要諦聽。上述這些要素所發出的強力 /l/ 音，加上正確的學習（Learning/ˈlɜnɪŋ/）與開朗的笑（Laughter/ˈlæftə/）等活動，可以帶領（Lead/lid/）我們獲得心靈的自由，到達解脫（Liberation/lɪbəˈreʃən/）的境地。

在宗教方面，使用 L 最深刻的例子，或許應屬回教中稱為神的字──阿拉（ALLAH/ˈɑla/），此 /l/ 音振動強烈，舌頭上舉成平板狀，如同 lullaby（/ˈlʌləbaɪ/，搖籃曲）一字那樣。因此，「阿拉」這個字會讓人聯想到天（神的世界，母音 /ɑ/）與地（人的世界和大地，子音 /l/）的相遇。此音也與基督教眞言「哈利路亞」（Alleluia/ɑləˈlujə/）有直接關聯。此外，還可以再加上基督教的宗教性字眼「神」（Lord/lɔrd/）、神的「羔羊」（Lamb/læm/），以及「四旬齋」（Lent/lɛnt/，春季時亮光時段增長的期間）。

/ r /（R）

/r/ 這個音，發聲時帶有特殊的力量，且在位於字首時常會帶來強力的發聲。與其他子音相比，這個子音和我們內在火元素的關係更爲密切。印度教徒將此音與他們所謂「激質／變性」的屬性相連，而這項屬性可以讓要做之事有個開始、得到動力。以西方人的說法來講，有這種屬性的人，經常是過度活躍亢奮的。我們可以在以下這些「烈性」字眼的字首找到它：喧鬧（Roar/ror/）、烤（Roast/rost/）、暴亂（Riot/ˈraɪət/）、暴怒（Rage/redʒ/）、撕扯（Rip/rɪp/）、比賽（Race/res/）、

橫衝直撞（Rampage/ˈræmpedʒ/）、不和（Rupture/ˈrʌptʃə/）、喧嚷（Racket/ˈrækɪt/）、發炎（Rankle/ˈræŋkl/）、突襲（Raid/red/）、撞擊（Ram/ræm/）、大聲責罵（Rant/rænt/）、掠奪（Ransack/ˈrænsæk/）、刺痛（Raw/rɔ/）、反叛（Revolt/rɪˈvolt/）、搶劫（Rob/rɑb/）、強健（Robust/ˈrobʌst/）、粗野（Rough/rʌf/）、擊潰（Rout/raʊt/）、粗魯（Rude/rud/）、毀壞（Ruin/ˈruɪn/）、奔跑（Run/rʌn/）、匆忙（Rush/rʌʃ/），以及所有以 RE 開頭的字（其意為「一再地努力從事」）。當我們還是孩子的時候，如果有人要我們像獅子一樣吼叫，我們的叫聲一定是 /ɝ-/（ERRR）。美國地區啦啦隊在比賽場合想帶動觀眾時，會用一個很簡單的音 /rɑ/（RAH），但他們卻不知道，在潛意識中，他們是讓觀眾對某個古希臘神祇「拉」（Ra）做出了禮拜。當我們覺得冷的時候，有時會發出 /bɝ/（BRRR）的聲音，這是要把某種內在的火和溫熱感點燃起來的嘗試。

印度教傳統中有兩個很重要的神——至高造物者梵天（BRahma/ˈbramə/），以及以強化身體、心智、性靈層面的方式來帶給人勇氣的拉瑪（Rama/ˈramə/）。在譚崔瑜伽中，太陽神經叢部位的聲音是 /ræm/（RAM）；而在一些遠東地區的傳承中，此部位被認為是「氣」能量的源頭，因此也是決心與勇氣的源頭。火性的 /r/ 聲，在性靈上所隱含的意思是內心想與神結合的熾熱慾望，這一點可從這些字裡頭看到：宗教（Religion/rɪˈlɪdʒən/）、正直善良（Righteousness/ˈraɪtʃəsnɪs/）、儀式（Rite/raɪt/）、典禮（Ritual/ˈrɪtʃuəl/）。

／m／（M）

這個子音最重要的特性與感情有關。也許是要傳達深深的滿足感，如人在哼曲子時的聲音，這是將 /m/ 聲以唱歌的形式拉長了；或者也可用以表示肯定或了解，如短促的「嗯」。此音也表現了孩童的純真，他們在嬰孩時會用「媽媽」（Ma Ma）說出此音（譯註：英語地區的小孩稍大後就說 "Mom" 或 "Mommy"，而不說 "Ma Ma" 了，應是後天薰陶所致）。發出 /m/ 音有認同陰性能量的意思，而陰性能量是給這個有形（Material/məˊtɪrɪəl/）世界以生命的能量，是源自拉丁文的 Mater，意思就是「母親」。在這個有形世界中，我們若要對東西宣示所有權，會用 /m/ 字眼：「我的」（My/maɪ/）、「我的（東西）」（Mine/maɪn/）、「我」（Me/mi/）。這是因為此音只要嘴唇閉著便可輕易發出，讓人感到十分向內，且有最佳意涵的被動屬性。這一點可以在 May（/me/，允許）這字裡找到，意思有「放手、容許、交出」等。

從東西方性靈傳承中，我們可以找到許多表達莊嚴的音組末尾有著此音。兩個廣為人知的例子就是 /om/（OM）及「阿門」（A-Men/ˊɑˊmɛn/）。從發音時閉上嘴唇這件事，我們可以知道此音與「向內牽引」及「完成」有關。在東方的冥想傳承中，/m/ 音與我們頻率最慢的腦波（德塔波）有關係，在此波的狀態下，相當於處在深度的睡眠狀態中。吠陀經的教導中說到，真實「自我」所發出的聲音就是 /m/，所以當我們發出 /m/ 聲時，就會更貼近於本來的自己。此音會讓胸腔上部（靈魂所在處）很自然地受到振動，而且只要我們微微一笑，此音還可以被往

上推入頭部。/m/ 能讓心（Mind/maɪd/）平靜（calM/kɑm/），舒緩〔如「撫慰」（balM/bɑm/）的字意〕心神，特別是當它出現在「咒語」（Mantra/ˈmæntrə/）中時。/m/ 音所包含的性靈能量，不論在進行冥想（Meditation/mɛdəˈteʃən/）及靈媒溝通（Mediation/midɪˈeʃən/）時，在純正醫學（Medicine/ˈmɛdəsən/）及巫術（Magic/ˈmædʒɪk/）的施用上，或音樂（Music/ˈmjuzɪk/）的聆賞上，都是不可或缺的。此音也有助於我們意識面放大（Magnify/ˈmægnəfaɪ/），讓我們成為自己命運的主宰（Master/ˈmæstə/）。

/ s /（S）

這個子音是生命力〔或說靈魂（Spirit/ˈspɪrɪt/）〕在聲音上的表徵，使得直覺活躍起來，受到啟發、純化，並得到滋養，如同給予地球最基礎生命力的太陽（Sun/sʌn/）一樣，發出溫暖與熱度。太陽所發出的太陽風，就好像電熱器發出的嘶嘶聲。太陽這個字的音也可以用 Son 來拼，這是太陽的法文，也是 Sound（/saʊnd/，聲音）這個字的字根。此字又跟 person（人）有關；且看其源頭，拉丁文的 per sonare，意思是「經由聲音」。使用人聲共鳴的整個基礎，就在於我們是「經由聲音」而存在的，其實我們就是由許許多多的頻率所構成。

有兩個非常基本的宗教性字眼是以 /s/ 音起頭的──靈魂（Soul/sol/）及聖靈（Spirit）。靈魂裡有我們天性的本質（essence/ˈɛsəns/）（請注意這個字有兩個 S），若靈魂得到淨化，

我們便可以成爲眞正的自己。聖靈則爲我們帶來神性的影響〔是極好的（Super/ˈsupɚ/）、至高的（Supreme/səˈprim/），也是我們的源頭（Source/sors/）〕，能使靈魂的所作所爲變得完美，讓我們能夠與這個世界有全然的同感（Sympathy/ˈsɪmpəθɪ/）（如同情心那般）。類似意思的還有：寧靜（Serenity/səˈrɛnətɪ/）、寂靜（Silence/ˈsaɪləns/）、平靜（Stillness/ˈstɪlnɪs/）、神聖的（Sacred/ˈsekrɪd/）、祭品（Sacrifice/ˈsækrəfaɪs/）、意思是「使之神聖」的「聖潔」（Sanctity/ˈsæktətɪ/），以及救主（Savior/ˈsevjɚ/）及聖人（Saint/sent/）等這些字。但與 /s/ 音相關的好能量也可能被濫用，因此有以下關於黑暗力量的字眼：撒旦（Satan/ˈsetən/）、施「咒」（Spell/spɛl/）的「巫師」（Sorcerer/ˈsɔrsərɚ/）、邪惡的（Sinister/ˈsɪnɪstɚ/）。

／s／音與心理層面特別有關係，也與心理和官能（Senses/ˈsɛnsɪz/）之間的關聯有關。我們感官當中最活躍的就是視力 (Sight/saɪt/)，其運作層面涵蓋了身、心、靈。除了眼睛的視力之外，我們還有靈體（Subtle/ˈsʌtl/ body）、心理（pSychology/saɪˈkɑlədʒɪ/）、健全的神智（Sanity/ˈsænətɪ/）、洞見（inSight/ˈɪnsaɪt/），而在更深的層次上，還有各種超自然（pSychic/ˈsaɪkɪk/）現象。心理層面所出現的東西，常要以說話（Speech/spitʃ/，Saying/ˈseɪŋ/）及歌唱（Singing/ˈsɪŋɪŋ/）的方式傳達出來。例如，說出關於未來眞相的「預言者」（Soothsayer/ˈsuθseɚ/）。

S 作爲象形字母來看，正看是條蛇，側倒著看像個波形，也

就是聲音傳遞時憑藉的形狀。在印度教傳統中，「拙火」這種細微的能量源，是以「蛇（Serpent/ˈsɜpənt/）之能量」這個名稱為人所知，潛藏在脊柱（Spine/spaɪn/）基部，當這股能量展開時，可以經由脈輪向上流升。出聲（Sound）與沉寂（Silence）兩種互補的狀態，可以在靜坐中合而為一。對此，墨丘利的節杖是個重要的象徵物，我們可在歷史上，從一些性靈傳統中找到此物，它與治療藝術的關係淵源已久。

/ j /（Y）

　　Y 這個象形字母象徵「一分為二」：絕對存在（the Absolute Being）的一體創生出對立、兩極、二元的宇宙。在中國哲學裡，相對面彼此如何運行，常以兩個 Y 起頭的字來描述，即女性的「陰」（Yin/jɪn/）和男性的「陽」（Yang/jaŋ/）。Y 就像一棵樹，主幹代以枝條，而枝條向外伸展，迎向天空與陽光。調和對立，讓自己可以在沒有二元對立的世界中過日子，會是值得追求的性靈目標。這樣的目標，其重點在於內心。在面對生命中顯而易見的二元性時，一顆開放而有能力愛的心仍會肯定生命的價值，它會說「對」（Yes/jɛs/）和「確實」（Yea/je/），或者德文的 Ja。這顆心渴望（Yearn/jɜn/）與完整的一體（Oneness）相結合〔這就是瑜伽（Yoga/ˈjogə/）的本義〕，並為此歡喜地獻出（Yield/jild/）自己。在譚崔瑜伽中，心臟的種子音節是 /jæm/（YAM）。而在西方宗教傳承中，則有耶和華（Jehovah 或 Yahweh/ˈjawe/）及耶穌（音作 /ˈjesu/ 的 Jesu 或 Yeshua）等

「人物」。最重要的是那些兩人之間彼此互指的字眼：你（You/ju/）、汝（Ye/ji/）、你的（東西）（Your(s)/juə(z)/）。而當有人說「我是你的人」（I am yours）時，通常是在表達發自內心的愛意，也就是獻上自己的意思。

/v/（V）

/v/ 這個子音和能量的某種潛力有關，如生命力（Vitality /vaɪˈtæləti/）、精力（Vim/vɪm/）、活力（Vigor/ˈvaɪɡə/）。發音時，你會聽到並感到自己的嘴唇有一種很奇妙、如蜂鳴般振動的感受。這就是來自發聲（Voice/ˈvɔɪs/）的實際振動（Vibration /vaɪˈbreʃən/），而最早的聲音就是朝向虛空（Void/vɔɪd/）所發出的。在譚崔瑜伽體系中，/væm/（VAM）這個音與薦骨部位的脈輪（即丹田輪或生殖輪）有關，也就是性能量所在之處。在男性方面，性能量有時被稱為男子氣（Virility/vəˈrɪləti/）。此脈輪與水（Water/ˈwɑtə/）元素有關，於是就與水相關的字發生關聯：浪潮（Wave/wev/）、水井（Well/wɛl/）、潮濕的（Wet /wɛt/）、月盈／月虧（或退潮）（Wax/wæks/，Wane/wen/）、涉水（Wade/wed/）。水（Water）這個字又來自德文的 Wasser，此處 W（兩個 V 相連而成）的發音如 V。此部位也是婦女（Woman/ˈwʊmən/）子宮（Womb/wum/）所在之處。在這些類推的例子中，V 與 W 的音可被視為互補，但 V 發出的振動要多些。依此來看，與性和純潔有關的處女（Virgin/ˈvɜdʒən/）及美德（Virtue/ˈvɜtʃu/）二字，和作為具有高度淨化力之溶劑

的水（Water），毫無疑問是相關的。性的能量若未得到轉化而受到壓抑，還可能會轉為暴力（Violence/ˈvaɪələns/）、狂怒（Vehemence/ˈviəməns/）、長期爭鬥（Vendetta/vɛnˈdɛtə/）、懷恨（Vindictiveness/vɪnˈdɪktɪvnɪs/）、誹謗（Vilification/vɪləfəˈkeʃən/）、惡意（Virulence/ˈvrjələns/）、罪行（Vice/vaɪs/）。

7.

如何進行發聲

何時進行？

　　最適合的時間是早晨尚未進餐前。但前提是你前晚必須睡得好，此時整體的能量狀態還不錯。進行發聲和吟誦，會讓可用上一整天的較佳能量被釋放出來。這些「儀式」[1] 可以在傍晚時刻進餐之前再做一次。傍晚時所做的這一次，有放鬆身體的作用，也讓已經耗盡的能量獲得充電的機會，使你可以更加享受晚上的活動。

在何處進行？

　　進行的場所最好選在你不常使用的房間裡，如自己的臥房或書房，那些讓你覺得屬於個人所有的地方為佳。同樣重要的是，別在房間裡胡亂堆置或塞滿太多物品，最好有窗戶可以讓新鮮空氣及陽光進來，但這必須考慮季節的因素。寬闊一點的地方，有助於順利的進行。若能保持在同一個房間裡做，會讓這個空間充滿好的共鳴，也會讓你不知不覺受到來自這些共鳴的些許推動力。

1　由於發聲和吟誦是將聲音「儀式化」的過程，也就是讓聲音昇華，使聲音擁有更深度的情感，所以提到時以「儀式」稱之，而不稱為「練習」或「活動」。

要進行多久？

　　進行發聲和吟誦的時間長度可以調整變化。重要的是，在發聲與靜默之間要取得平衡，這在過程中是自然的演變。舉例來說，你可以進行三組五分鐘的發聲和吟誦，然後十分鐘的靜默，總共二十五分鐘；也可以花十五到二十分鐘做一系列的儀式，然後花同樣的時間進行冥想；還可以做十分鐘後，冥想半個鐘頭。靜默時，你可以如進行咒語吟誦時那樣，讓發出的聲音在內心裡繼續迴盪一段時間；或者也可以採用第四章「靜默與冥想」一節所提到的任何一種方法，重要的是，要從試驗當中找出能產生最佳效果的方式。

如何穿著？

　　考量的重點在於呼吸的動作別受到限制，腰圍這一圈不要被壓迫緊束，要讓自己的肚子可以做到隨意向外挺出。自然地，也要讓自己覺得暖和，而這要看所使用的暖氣系統是否正常的運作。在早晨時分，有些人會想穿著睡衣就好，有些人則較喜歡先把服裝打理好。

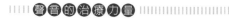

如何進行發聲／吟誦？

1. 做發聲功法時，多數時候採用的基本姿勢是兩腿分開，站立時大致與肩同寬，雙膝則稍微彎一些，自己覺得能輕鬆站穩就可以了。沒有動作的時候，兩臂放鬆，置於身體兩側。在身後放張椅子，讓自己在靜默時段可直接坐下。若你在站立方面有困難，當然要採取坐姿。坐下時，需要有一張舒適的直背椅，讓背部有所依靠，因為任何一種鬆垮著身子的姿勢都會使聲音受到抑制。還有些儀式，比如「對器官的發聲」（即「以器官為調理對象所進行的發聲」，以下相同），實際上就得坐下才能進行。

2. 先做一小段（第五章的）「打開喉嚨」練習，然後做幾分鐘呼吸練習，讓你整個身體發動起來。然後選出想做的聲音儀式，以便進行。

3. 在發出某聲之前，先聽聽該聲在身體裡面所發出的音。若適用的話，可以觀想身體中你要「放置」這些聲音的部位。若無其他指示，就可以把雙手輕輕地放在要引導聲音朝向的目標部位。不過，不要讓所做的姿勢造成不舒服的感覺，比如說，把手放到脊柱底去便可能不適合。

4. 把自己交給聲音，讓聲音帶著一份情感上的作用及用心。要把治療性能量釋放出來的想法放到最大，這樣的態度會為你帶出較為洪亮的聲音。請發出你最飽滿的聲音來，但

前提是此舉不會讓身體感覺緊張，且發出的聲音也不致太
刺耳。聲音的力度要比長度重要得多，因為呼吸的次數並
沒有限制。

5. 每次儀式結束時，都要安靜地進行一段冥想。

把聲音找出來

任何一個儀式都不會要求你一定得以特定音調發出或吟誦出
來，然而，若要發現自己的基本音，好好找到正確的音，便是最
基本的了。況且在脈輪發聲時，有一種做法是從既有的基本音開
始，所進行的一連串特定音發聲。所以，若能有個來源可以提供
我們這些音，會很有用處。小型電子琴可說是最方便、隨時可用
的樂器，讓你有十二個音可以選擇，這是因為每組八度音階[2]都
分成十二個音。電子琴的聲音也像風琴，可以無限的延長，因此
耳朵有足夠時間可以找出音來。普通鋼琴的聲音則是發出之後就
變小了。孩子玩的木琴（並非以十二音分割）、音叉組（通常一

---

2 所謂的八度音階，就是琴面上連續八個白鍵所構成的音高差距，可往上數
（也就是向右數，音高越高），也可往下數（也就是向左數，音高越低）。
移動八階後，會回到同一音名的音符上。因此，若從 C 開始算，高八音
或低八音也是 C 。若把黑鍵音也納入的話，八度音階便分成十二階，向
上或向下走一步就稱為一個半音或半音階。

組只有八個音叉，每個音叉發出一個大調音階的音）[3]、口琴（印度音樂經常使用）、電子調音器（吉他手調音用）、調音笛，也都可以作為正音的來源。

電子琴

目前的手提式電子琴，在規格上是由四個或五個八度音階所組成。不論哪一種，用來起音的中央 C 都是由下往上數第三個 C，或從低音 C 往高音數兩個八度音階的 C，下方圖中便指出這一點。圖中也列出了白鍵與黑鍵的全部音名，以及作為參考指引

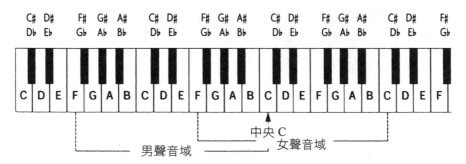

\# 升記號（升半音）

♭ 降記號（降半音）

原註：每個人的音域都不同，此處畫出的範圍分別對應了低音部和中音部。儘管如此，要讓聲音功法發生成效，這兩段所涵蓋的音便已足夠了。

3　如薄惹所設計的音叉組，請參閱參考資源。

的男聲與女聲的音域。請注意，鋼琴的中央 C，通常可在產製者名稱的下方找到，同時是最下面數上來（也就是從左邊往右數）第四個 C，在兩個一組的黑鍵左邊。

找到自己的音域

此事可做可不做，但因為吟誦時要同時用到幾個不同的音，所以與吟誦有些關係。先自行發出任意一個音，然後在鍵盤上找出相符的音，黑、白鍵都有可能。對女性來說，大概會接近中央 C；男性則會稍低於中央 C 。找到之後，將手指往下（左）移動，一路把每個白鍵和黑鍵都彈出來，同時跟隨琴鍵發出音，直到你的聲音變薄、聽不到為止，再回頭找出能夠確實發出的最末音，這便是你的最低音。又從你一開始發出的那個音開始向上（右）移動，直到你覺得聲音很緊為止，再回頭找出最後一個覺得自在的音，這就是你的最高音。能夠涵蓋十到十二個白鍵的音域，就挺不錯的了；不過，能夠涵蓋八個白鍵也已足夠。多數的男性和女性都可以發出從 G 到 G 或從 A 到 A 的音域。以女性來說，這是從稍低於中央 C 的 G 或 A 開始往上的，而男性則是從同樣的音開始往下。

音階型態

大調音階

這個音階型態是由西方音樂傳統上的基本七音所構成,且為過去大約三百五十年來的作曲者所採用。通常說到這些音時,採用的是唱名:Do、Re、Mi、Fa、Sol、La、Ti。

泛音音階

由於這組音階型態可以很自然的從泛音序列(請看第十二章)的第四組八度音中找到,因此具有重要性。

五音階

這是最被廣泛採用的音階型態,可以在許多文化的音樂中找到,尤其是中國音樂。其中少了七音型態中的第四與第七度音。只需在鋼琴鍵盤上找到從 Gb/F# 到 Eb/D# 的五個黑鍵(在八度音中),彈奏出來,就可以很容易發出這些音了。這也是在做脈輪發聲(請看第十一章)時建議採用的音階。請注意,為了與七個脈輪相應,在所提供的十二個版本當中,前兩音以高八度的方式重複。

提出這三種音階是為了讓讀者有所選擇,因為聲音治療的老師為了建立聲音與脈輪的關聯性,一般會建議不同的方法以供採

用。

　　以下便是大調、泛音、五音階等三種型態的音階，以八度音的十二個音符起首所列出的表。＃稱為升記號，♭則為降記號，這些記號對應到黑鍵。請注意，在 94 頁的圖中，每個黑鍵的標誌都是既有升也有降的。另外，每種音階都提供了十二個版本，用意是為了讓讀者能找到以自己基本音起頭的序列，或者讓你的音域能包含在內。在大調及泛音音階中，也列出第八個音符，它重複了第一音，但高了八度，以呈現出完整的音階。事實上，脈輪發聲只用到前七個。

大調音階表

C	D	E	F	G	A	B	C
D	E	F#	G	A	B	C#	D
E	F#	G#	A	B	C#	D#	E
F	G	A	Bb	C	D	E	F
G	A	B	C	D	E	F#	G
A	B	C#	D	E	F#	G#	A
B	C#	D#	E	F#	G#	A#	B
Db	Eb	F	Gb	Ab	Bb	C	Db
Eb	F	G	Ab	Bb	C	D	Eb
Gb	Ab	Bb	B	Db	Eb	F	Gb
Ab	Bb	C	Db	Eb	F	G	Ab
Bb	C	D	Eb	F	G	A	Bb

泛音音階表

C	D	E	F#	G	A	Bb	C
D	E	F#	G#	A	B	C	D
E	F#	G#	A#	B	C#	D	E
F	G	A	B	C	D	Eb	F
G	A	B	C#	D	E	F	G
A	B	C#	D#	E	F#	G	A
B	C#	D#	F	F#	G#	A	B

Db	Eb	F	G	Ab	Bb	B	Db
Eb	F	G	A	Bb	C	Db	Eb
Gb	Ab	Bb	C	Db	Eb	E	Gb
Ab	Bb	C	D	Eb	F	Gb	Ab
Bb	C	D	E	F	G	Ab	Bb

五音階表

C	D	E	G	A	C	D
D	E	F#	A	B	D	E
E	F#	G#	B	C#	E	F#
F	G	A	C	D	F	G
G	A	B	D	E	G	A
A	B	C#	E	F#	A	B
B	C#	D#	F#	G#	B	C#

Db	Eb	F	Ab	Bb	Db	Eb
Eb	F	G	Bb	C	Eb	F
Gb	Ab	Bb	Db	Eb	Gb	Ab
Ab	Bb	C	Eb	F	Ab	Bb
Bb	C	D	F	G	Bb	C

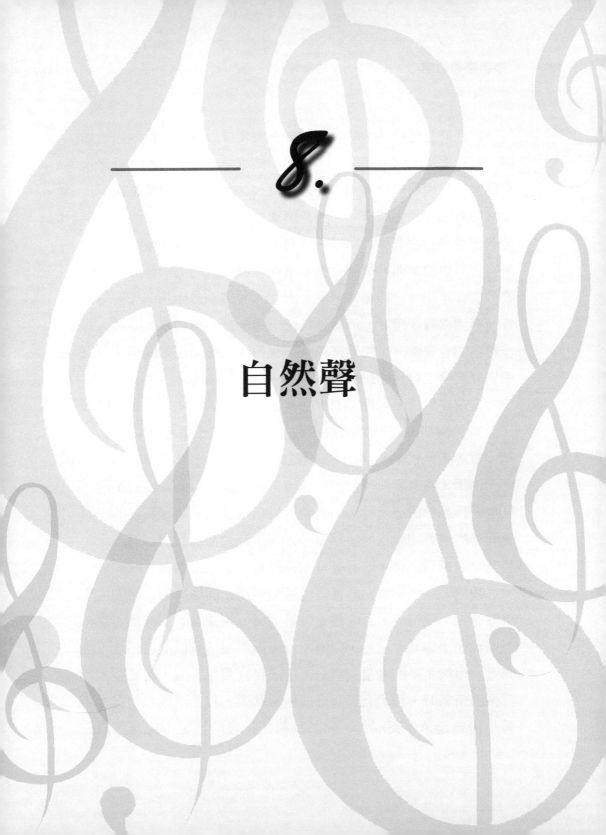

8.

自然聲

　　當我們還是孩子的時候，從來不會覺得以聲音盡情地表達情感，有什麼了不起。那在當時的我們做來是自自然然的，絲毫沒有勉強。只因為高興，我們便會喜孜孜地發出一些沒什麼意思、卻又頗有韻律的音節來。那些音節或許並非沒有意義，而是來自某個記憶中的古老語言：是某個前世中的所知，或在兩世之間的幽冥世界中聽聞而得？胎兒在子宮裡發展出來的第一個感官是聽覺，這件事如今已經獲得證明，因此，我們不僅因聽聞母親的聲音而得到滋養、茁壯，即便是任何一種細微的振動，比如透入母親體內的音樂聲，也能帶來成長。我們在生命剛開始的早期便已準備好要發出自己的聲音了。

　　人在自然情況下發出的聲音種類非常多，有些是因為情緒高昂而來，有些則是身體狀態所造成，如呵欠、噴嚏、打嗝。這裡，筆者要談的關鍵字眼是「釋放」（release）：讓聲音具有淨化的作用，洗滌那使我們內心痛苦、無法發出振動的種種不淨。這是因為基於情感所發出的振動可以化成良藥，將存在身心中頑硬固著的模態加以搖撼、鬆動。此類聲音會被散發到身體各處，甚至也以循環之勢，取道雙耳和神經系統而回歸體內。

　　我們可以毫不費力的就把情感歸類為正面與負面。但如果想用聲音來表達情感，最好還是先把這種分別擱在一旁較為妥當，否則我們很容易會認為，如憤怒這種顯然屬於負面的情緒便不應表達。但較重要的考量其實是，在「自我受挫」後，若要釋放所衍生的情緒時，我們究竟該處於何種狀態，以及應該如何進行。若受挫感還牽涉到別人，那麼我們在抒發時一定不能有他們在

場，因為我們並不知道他們將如何處理負面情感所帶來的震撼。
聲音能為原本平穩的精神狀態帶來騷動，其程度甚至大於文字。
「說比做來得容易」？或許真是如此。如果聲音可以幫助你釋放
強烈的衝動，也必須私下進行。你可以在淨除負面情緒後，再聯
繫對方，以自信而平靜的態度來回溯造成當初摩擦的原因。若對
方帶給你歡喜的感受，那麼你當然可以讓那歡喜之聲在此時此地
暢然地流動。不論你想釋放的是何種情緒，純以母音／子音組合
的方式加以表達，所帶來的效果都會比一般說話大得多。也就是
說，如果你看到大自然中的曠世美景而雀躍不已，覺得再也無
法隱藏這股喜悅時，那麼就把這份情感化為歌聲，或者單純地喊
出：「呦—呦—呦—」，難道這不比對著自己或別人重複說著「看
哪，不是很棒嗎？」要來得好嗎？然而，在這樣的情況下，靜下
來是比發出聲更為高遠的境界，可以讓你的整個生命都處於當下
體驗的浸潤中。

　　自然聲訓練中的情感聲發聲，是整個聲音功法療程的一部
分，所以可別等待時機降臨時才做。經常而有意識地進行聲音的
訓練，可在日常生活中幫助你，一旦負面情緒出現時得以減輕和
驅散，正面情緒也較易出現。正如第三章特別提到的，要有意識
地將共鳴的聲音投射出來；同樣的，在自然聲的訓練中，扮演演
員的角色對你來說也很重要。越能憶起過往經驗中與某種聲音相
關的情緒，效果會越好，會加深聲音的情感度，因此益處也會增
加。

　　我們在第七章中已列出各種有助於聲音治療的條件，其中一

項建議是，要你在一天的開始及（或者）一天的工作結束時進行
這項工作；然而，這並非要你別在其他時間做。由於自然聲訓練
的用意是要讓你可以安心的把情感宣洩出來，所以在清醒的時
間，只要覺得情況需要，你都可以加以利用。當你心裡開始出現
消沉、焦慮、氣憤、難過、恐懼的感受時，就可以開始應用這項
聲音功法來抒解這些情況，以免讓情緒將你淹沒。當然，這件事
必須私下進行，也應該了解，要在公共場所的職場保有隱私並不
容易，在這樣的情況下，首選的練習方式是以內在發聲來進行咒
語念誦（請看第十章）。

自然聲儀式

無意義的聲音

　　可能有人會認為，人們所發出的毫無意義的聲音，並不屬於
自然聲；但是別忘了，小孩子們很喜歡講些沒什麼意思的話來玩
樂，而且做起來還很自然。他們或許也是在進行聲音治療呢！在
印度某些聚會所中，發出無意義的聲音是一種讓自己走出小我的
方式，藉以認識大我（greater self）所擁有的自由。作為特定音
調發聲的開場，這是絕佳的方式，尤其適合團體的場合。由於型
態上是即興創作，可立即達到解放的效果，而且所產生的聲音有
各式各樣，在音高、音色、節奏、聲調等方面都能作變化。想獲

得最大的好處，請用誇張的口舌動作來進行，也別忘了手臂動作與手勢。請用各種方式發出這些「胡言亂語」，例如，或高或低，或響亮或溫柔，或鼻音或低語。一組一組的人四處移動，跟不同的伙伴用「胡言亂語」來「交談」。要進行多久，並沒有規定。若這是正式活動前的準備過程，目的是為了讓聲音「活」起來，那麼三、五分鐘就夠了；如果這是主要活動，那麼每個人可以自行判斷何時已經足夠。雖然極為歡喜，但已筋疲力盡時，便可讓自己在地板上倒下來。

打呵欠

打呵欠跟情緒無關。大部分的人會把打呵欠跟疲倦、能量低落連結在一起，因為基本上這個動作是在進行非自主的深深吸氣，所以不一定會發出聲音。在身體運作上，打呵欠是為了讓能量的耗損得到補充；也就是說，又深又急地補上一股空氣，就像為身體打上一劑氧氣針（獲得生命能量）一樣，讓整個身體活化起來。葛吉夫（Georges Gurdieff）是著名的東方神秘知識領域的老師，他說我們體內有著大大小小互相依存的能量聚集子，而呵欠是將能量打進小聚集子的一種方式。

打呵欠同時也是放鬆喉嚨與舌頭、伸展下巴的時刻，因此很適合做為特定音調發聲、吟誦、歌唱、泛音發聲的準備工作。當你真的打呵欠時，為了深深吸入空氣以及吐氣，必須盡量把嘴巴張大。你若是在吐氣時發出 /a/（AH）聲，嘴形會因此變得很寬很圓，便可算是邁入自然聲的領域了。發自心中的 /a/ 聲，也會

讓人卸下精神上原本的緊張。

　　所以，不管你是因爲疲勞而打呵欠，或者想在練習聲音功法前，讓喉嚨、舌頭、下巴放鬆而故意打呵欠，兩者都有益健康。

打呵欠的儀式

1. 首先練習盡量把下巴打開，但嘴形要保持圓形。這樣保持五秒鐘，心裡想著 /ɑ/ 聲，接著慢慢閉上嘴巴，嘴形仍保持圓的。這樣做上幾次，然後才真正打呵欠。

2. 現在，雙腳分開站立，與肩同寬。兩手分別閉攏，置於肩膀上方，手心向前。將空氣從越張越大的嘴部很快又很深的吸進體內，肚子同時撐大。別閉氣，緊接著就把氣息擠壓出去，並發出呵欠的聲音。也就是說，從你的喉嚨深處發出帶有些許吐氣聲的 /ɑ/ 聲，就好像在漱口一樣（類似第五章的「打開喉嚨」練習）。同時，像你平日打呵欠所做的那樣，將雙臂往上並往兩側伸展，兩手也打開。這麼做的時候，雙眼要閉著。保持這個向外伸展的姿勢一段時間，並以正常方式呼吸，然後慢慢地把雙手縮回原來的位置。如此做五到十次。

大笑

不管是誰第一個說出「大笑是最佳良藥」的，都是直覺地將如今醫療界已證明的事反應出來。經過醫學與心理學的研究發現，大笑能釋放一種稱為「免疫血球素」的抗體，大幅提升免疫系統的效能；大笑也能降低血壓，按摩了心肺及其他重要器官，促進神經功能，改善身體對於氧氣的利用，抒解壓力與沮喪的情緒。相信大家都見識過大笑所具有的傳播力，一個人大笑，可以讓另一個人在沒有任何理由的情況下也跟著爆笑，我們說這樣的大笑具有感染力。

在此提供一件廣為人知的個案。美國出版商卡森斯（Norman Cousins）在罹患嚴重癌症後，便規定自己必須密集觀賞喜劇片、讀好笑的書、聽笑話，讓自己日復一日地大笑。在癌症獲得緩解之後，他確信是因為每天如此大量的大笑使其發生的。曾有一部主流劇情片與亞當斯（Patch Adams）醫師有關（中文片名為《心靈點滴》），這位醫師運用各式各樣的幽默來治療患者，甚至也用來開立處方。英國的國民保健署則在英格蘭的伯明罕設立了一個大笑診所，是由「全人治療」實踐者侯登（Robert Holden）所指導。

有個有趣的研究，對於未成年者與成人大笑頻率的差異加以比較。研究發現，最高峰一天大笑三百回，是出現在六歲時；成年後的平均值則是一天笑四十七次。倘若過於嚴肅地看待人生，或許到了某天，我們會發現自己完全笑不出來了。對於許多情境，我們若能看到其中的荒謬（不論是身處其境或只是目睹），

便會更容易發笑。想想但丁，他把自己所描寫的三種生存的層次偉大傑作取名為《神曲》（*The Divine Comedy*，直譯為「神的喜劇」），而非《大悲劇》（*The Great Tragedy*），是多麼睿智啊！

　　要開懷大笑，關鍵在於 /h/（H）聲。我們在自己的語言英語當中（譯註：作者為美國人），就可以看到 H 標誌了笑聲，如「幽默」（humor），這個字也有「性情／氣質」的意思，如「憂鬱、暴躁、遲鈍、樂觀」四種氣質，以及「歡喜」（hilarity）（請參閱第六章「母音與子音的意義」），雖然與 H 相連的母音不同時，會產生不同種頻率的笑聲，然而卻是因為 H 作為字首以及發出 H 聲的方式，讓 H 具有帶來健康的特性。大家都知道，當我們笑得很厲害、笑得夠久時，身體兩側會疼痛，那是因為要發出強烈的 H 聲（這是氣聲）必須用到腹部肌肉。因為發 H 聲時，是以相當大的力量將氣息往上推送，所以發 H 聲具有基本的淨化作用。而發聲時也有促進腺體的作用，並在向上推送的路上促進相關脈輪的功能。

　　我們的笑聲基本功是將 H 氣聲與五個母音分別組合後，引導至身體的特定區域。一般來說，笑聲的節奏是固定的，但你仍可用輕鬆玩樂的方式，試試自己喜歡的節奏，就像是在自行發笑。

大笑前的準備練習

　　雙腳分開站立，大約與肩同寬，雙手放在腰際兩側。用嘴巴很快地做一次深呼吸，肚子挺出來，把空氣灌飽。呼氣時，快速發出一連串「哈─哈─哈─哈─哈─哈」的聲音，在連續發出每個「哈」時，都要把腹部的肌肉拉緊，可用雙手加以感覺。當氣息完全出盡時，再以同樣的方式深呼吸，並重複以上程序。若全力來做，在上半身可能會出現發熱的感覺，頭部甚至會有燒灼感。要說笑聲是生意盎然的能量，這便是活生生的證據。這項練習也可能讓人覺得頭昏眼花，若真是這樣，便該停止練習。儘管如此，你也看到笑聲所能做到的事了。

五種笑聲

1. /hʌ/（如 **HUG**/hʌg/ 前面的音）　這與 **LOVE**/lʌv/ 是同一個母音。我們要將這個音導引到鼠蹊（或海底輪）與腰椎部位和脊柱底（能量的源頭）。這是深度但放鬆的笑聲，與所有大笑一樣，嘴形要張大些。

2. /ho/（如 **HOLY**/ˈholɪ/ 前半的音）　要將這個聲音引向肚子（或太陽神經叢的脈輪）中央，這裡是中國哲學中

所說的「氣」能量的源頭。一方面，此聲音是勇敢的戰士呼聲，是水手表示決心的呼喊，也是美國西部拓荒者（「向西進發，吼！」）的追尋之聲；另一方面，這也是所有的耶誕老人都會善加利用的歡樂之聲。不知怎麼的，挺著大肚腩的耶誕老人都明白，要以肚子來發聲，便該是 /ho/ 這個聲音，其他的絕對不行。

3. /hɑ/（如 **HEART**/hɑrt/ 前面的音）　這是最有暖意的笑聲了，因為這發自於內心。你可以看到「開心的大笑」或「他們笑得開心」這樣的表達方式。這個聲音是我們所知當中最熟悉不過的了，而當我們被搔癢時，這個聲音似乎也是傳得最遠的。

4. /hɛ/（如 **HEAVEN**/ˈhɛvən/ 前面的音）　所有前面的母音中，你都必須隨著頻率的提高，來觀想所發聲音在身體特定區域中傳播的情形。但是這裡就省事了，因為 /hɛ/ 音是用來促進喉頭區功能的，此區與溝通有關，而要能與他人馬上建立關聯，主要的一個字眼就是「幫助」（HELP）。這種笑聲還有讓人覺得邪門的可能，因此，發聲時不要縮緊喉頭，要保持輕鬆、正面，裡頭還要有些氣聲才好。

5. /hi/（如 **HEAT**/hit/ 前面的音）　/i/ 音與頭部（眉心輪與頂輪）有關，是個強力母音，可以很快地為你送上一劑能量，譬如此音 /hiv/（HEAVE，用力舉起）。將此聲放入頭部，讓它發出振動，可以促進腦部功能。若想增進

效力，男性還可使用假聲（也就是還是男孩時所擁有的高音）。

因為這五種笑聲最為常見，所以在此選用。當然，我們在生活中所聽到的笑聲，是自發而互相混雜的，也會與這五種有所出入。事實上，或許你還會對別人的笑法產生好奇呢！笑的方式很可能不只是個性的一項特點而已，或許我們的心靈深處知道怎樣的笑聲最適合自己的天性，最可以讓身心靈獲得滌淨的效果。這一點在笑聲練習時把速度加快，會很容易顯露出來：原本想要發出某種聲音，卻轉而恢復為自己在自然情況下的笑聲。

在發出這些具有節奏的笑聲時，嘴形盡量張大，可別緊閉著雙唇。我們想要做到的是，在任何時候都能大聲的笑。甚至，想要誘發出咯咯的笑聲，或一陣無法控制的大笑，也是可以做到的。這樣咯咯的笑在可容忍的範圍內，實際上是個好兆頭，表示你已打開了一條暢流無阻的歡喜能量通道了。

沒人可以在大笑時身體完全不動，所以，當你誘發出有節奏的笑聲時，讓全身上下也跟著劇烈搖動。完全放鬆身體，連頭部和頸部都要放鬆，這是很明確的讓你「放開」的儀式，要你千萬別壓抑自己。特別是雙手，在不同母音時，要以不同的方式運用在各個部位上。

1. /hʌ/ 只需在鼠蹊部附近搖動雙手。
2. /ho/ 手掌向內，雙手靠近肚子，在周圍畫出大圓圈，好像高興地做按摩的樣子。

3. /hɑ/　要發出開心的笑聲時，先想像從自己實體的心臟延伸出生物能形式的心臟，將這顆心握在雙手手掌中，玩一玩，輕輕地拍一拍，讓它上下跳動。

4. /hɛ/　在身體持續動作的情況下，頭部稍稍提高，雙手放在喉嚨部位外數英吋（十幾公分）處，輕輕搖動。

5. /hi/　將雙手放在頭的上方，手心向下，在頭頂四周做出圓弧狀及漩渦形的動作。

　　進行發笑的工作時，請隨興，不論何時，都可以只做其中一、兩種，不用五種都做。你可能會從經驗中發現，某些做法帶給你的好處要比其他來得大。以時間長度來說，大笑不宜超過三分鐘，便至少該休息一分鐘了。若整個過程都做，每個母音以兩分鐘大笑加上兩分鐘休息來計算，總時間不用花超過二十分鐘。

呻吟

　　在受到挫折、感覺受到阻礙時，以及情況糟糕而感到憤怒時，想表達個人的情緒，呻吟便是最基本而自然的聲音了。呻吟是為了卸除胸中積悶帶來的壓力所做的嘗試。要消解此種感受而不帶來更多麻煩，呻吟是很自然的做法，和會增加負面情緒的咒罵不同。最能夠做到這點的母音是 /ɔ/，如 Awe（敬畏）的 /ɔ/。當然，當別人遇到障礙、出了事情或心裡感到受傷時，我們都曾聽過他們很自然地發出這個聲音。在美國南部，可以聽到頗有市井風味的話：「喔！什麼嘛！」（Aw shucks.）裡

頭也有這個音。/ɔ/ 會出現在情緒性的字眼中，如「受折磨」（wrought/rɔt/）、「十分煩憂」（overwrought/´ovɚ´rɔt/）、「心煩意亂」（distraught/dɪs´trɔt/），甚至「糟透了」（awful/´ɔfʊl/）裡面也有。而這都與身體的緊繃狀態有關，尤其是太陽神經叢這個部位。生活中，此種緊繃會讓我們以與愛無關的責任感來表達，如：「我應該（OUGHT/ɔt/）做這或做那。」。

　　呻吟也可以被應用在實際狀況下，以便釋放上述負面情緒，同時又不致造成困擾。若將這些情緒壓抑下來，對於神經系統會造成負面影響，能量的流動也會受阻，造成硬塊，這些情況都已得到廣泛的了解。從另一方面來看，即使你並非處於此一狀態下，但因爲我們多少總有一些來自壓力與擔憂的緊繃，積壓在太陽神經叢區，所以若做些呻吟仍可受益。我們的目的是要利用共鳴原理，藉著 /ɔ/ 聲來搖撼此處已阻積成塊的「應該」，使其鬆動。

　　再來，若要在肚子裡生起火，就要在 /ɔ/ 這個母音前面加上 /r/ 子音。子音當中，/r/ 子音是火元素的主要代表音（請看第六章）。在譚崔瑜伽與藏傳佛教中，這個子音具有促進太陽神經叢區的功能；而要讓 /r/ 起最大的共鳴，便要發出如 error（/´ɛrə/）後頭的 /ə/ 音來。將 /r/ 與 /ɔ/ 組合起來後，便是 RAW/rɔ/（無經驗的）這個字，可以在 raw courage（生猛的勇氣）與 raw emotion（原始強烈的情緒）中找到，發此聲可以釋放太陽神經叢，使振動達到最大程度。從這個角度看，你得變得像是頭在吼叫的獅子。這並非優美的聲音，卻是刀劈斧砍而來的，越是低

沉，越屬上乘。要做到這一點，可以放鬆下顎，敞開喉嚨，持續發 /ə/ 音至少五秒鐘，然後滑進 /ɔ/ 音。想像自己的肚子正在發疼，注意聽自己發出的母音，也要留意嘴形，並且記得，/ɔ/ 音屬於鼻音，所以聲音要進入鼻子裡。這個母音（/ɔ/）還可能飄移成字母 A 的變音。

呻吟儀式

　　若想配合動作發出此聲，要如前站立，兩腳分開，但要感覺舒適。覺得自己好像往下沉入地板中一般，雙膝微曲。雙手緊緊握拳，代表所有的緊繃狀態，同時觸及腹部前方。當 /əɔ/ 音出來時，身體開始向前彎，拳頭保持不動。這個姿勢會讓人反胃，使太陽神經叢裡的所有不潔之物得以被完全排出。在感覺舒服的程度內向前彎身，但別彎過頭。聲音發完時，便放下拳頭，手臂下垂放鬆。這個相當基本的雙臂下垂姿勢，可對應到一種「淨化」狀態。保持這個姿勢至少三十秒鐘，然後慢慢起身，回到原本的姿勢。若你發聲時是用盡全部力氣在做，那麼做十次便已超過足夠的份量了。結束時要安靜地進行冥想。

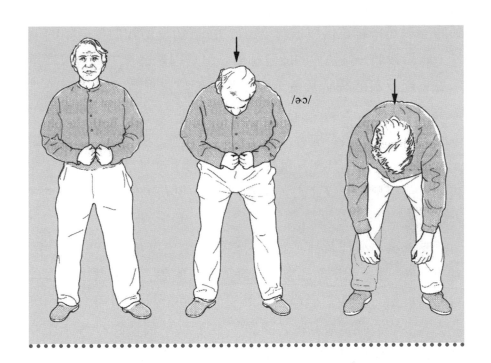

慟哭

英語的「慟哭」（keening）源自愛爾蘭，是「哀訴」（wailing）的另一個說法，屬於哀傷情緒下的行為。慟哭的聲音是基於母音 /i/（EE）所發出的如氣笛般的下降或上升音，同時也是我們以高頻範圍所發的音。請注意，與哀傷相關的英文字，如悲哀（grief/grif/）、哭泣（weep/wip/）、哭叫（cry/krɑɪ/）（拉長發音則為 /krai/），都包含了 /i/ 音。相當多的人內心裡都藏著某種悲哀和（或）遺憾，而且還為這些情感染上某種色彩，因而讓自己的真實本性受到侷限。不過，慟哭可以做

到的不只是抒解哀傷與遺憾，由於 /i/ 這個音是我們最高頻的母音，能給我們一劑快速的能量補給，這是因為腦部中會對較高頻率聲音起反應的細胞數量，遠較其他部位來得多（此原因並非不重要）。此外，氣笛般的 /i/ 音，涵蓋的頻率範圍可以廣達好幾個倍數，使我們有機會找到能夠與「身體」和諧交感的振動範圍，獲得更健康的狀態。這裡所說的身體，可以是我們的實質身體，或是由生物能構成的「身體」，都可基於共鳴原理找到適合的頻率。

要讓這項清理及補充能量的發聲功法更為有效，可在 /i/ 前面加上 /k/ 音，這樣你便會實際發出慟哭的聲音了。其中所蘊含的極高能量，可說與形容詞「渴望」（keen）（請看第六章）所表達的熱切情感有最直接的關係。/k/ 音（或稱為硬 C 音）在大笑功法中的作用與 /h/ 音相似，都有促進腺體系統作用的功能。/h/ 音的能量是由腹部向上推，進而影響到頭部的上半區域；/k/ 音則恰好相反，其音如箭矢射中目標時所發出的聲音，尖銳而有切割之效，在擊打頸背後，沿著脊柱急速向下流竄，一路上發散能量，遍及鄰近的腺體。中美洲的馬雅人在唱誦種子音節 K'IN（/k-ɪn/，請看第十章）時，將 /k/ 音與太陽能作了連結。

首先要練習的是，在想著「切開」（cut）這個字的同時，將尖銳的 /k/ 音發出，但要發出純粹的 /k/，而不要加上任何母音，如 Ka（/kæ/）。在剛練習發 /k/ 音時，感覺一下喉嚨被鎖緊的情況，這樣試幾次，先不要發出 /k/ 的爆破音；然後，再練習想著「切開」這個字的同時，讓 /k/ 音爆破出來。在發出這個爆破音

之後，用力做到把腹部肌肉擠壓進去，好讓氣息繼續跑出來。

在儀式進行中，你會需要吸氣兩次。第一次吸氣是為了 /k/ 音；第二次是深呼吸，為了 /i/ 音。這個過程很簡單，讓你的聲音隨意從任何高音開始，慢慢下滑，如同氣笛聲一般。男性可以選擇以假聲來發音（如在 HEE-HEEE/hi-hi/ 笑聲中所建議的），或者在自然聲的範圍內發聲就好。但假聲是比較推薦的方式，因為使用到較高的頻率。聲音下滑時，若氣還夠，男性可以接著改用自然聲來發音。嘴形要大，喉嚨要開，這樣發出的 /i/ 音才會嘹亮清澈，這很重要。不要發出像在害怕的聲音，這樣喉嚨會拉緊，還可能傷害嗓子。當氣息用盡時，便是氣笛音結束時。也可以在氣笛音降音過程中進行一次以上的吸氣，以發出微幅上下游移的聲音。將聲音投射出來，就像是求救時發出的呼喊一樣。發出的氣笛音寧可求其有力，而不要求其綿長。

慟哭發聲所做出的 /i/ 氣笛聲，也可順便作為一種「聲音掃瞄」（vocal scanning）的方式。開始時的做法與慟哭一樣，在 /i/ 聲下降的同時，仔細觀察聲音與身體的關係，試著弄清楚是否有任何地方對此聲音特別能起共鳴，就好像聲音在那裡打開一條路，可以接著進行治療似的。若找到這樣的部位，保持此時的聲音頻率，並且在需要時吸氣，以便持續發聲。再者，要看你所感到的是哪個部位，可相應地改變所發的母音（請看第十一章）。為了聲音下滑的過程能夠平穩，請採取感到舒適的站姿或坐姿，將雙手放在頭部的上方及前方，手指朝上，手心朝內。當你把氣笛聲往下拉時，也將雙手下引，慢慢經過臉部，一路到鼠

蹊部。當手經過心臟部位時，雙手手指會自然互相向著。若要對
「什麼頻率對身體哪個部位具有強烈而正面的影響」開發出敏銳
的洞察力，這會是個很好的練習。

慟哭儀式

　　要想促進聲音的激發，可在進行時加入以下動作。

1. 將右腳放在左腳前方，右腳指向前方，左腳則指向左方，
   如擊劍般的站姿。身體重量放在前腳。

2. 舉起右臂，手心向上，手微成杯狀，好像要接住來自上方
   的東西一樣。左手放在側面腰際，手心向上。當你發出下
   降的氣笛聲時，將右手往左手位置直線下移，眼睛從頭到
   尾盯著右手看。同時，上半身向前彎，如在鞠躬一般，並
   且膝蓋慢慢彎曲，讓身體的重量移至左腳。這個舉止類似
   於表達遺憾的姿勢。

3. 結束時，把手心仍舊朝上的右手，放到左手手心當中。將
   右手放到左手中的速度，取決於你的氣息長度。雙手會合
   的時間點，應該與氣息用盡時一致，因此，當你把聲音往
   下拉的同時，要注意自己還有多少氣息。

4. 進入鞠躬的姿勢後，要至少保持三十秒鐘，以平常的方式
   呼吸。接著，採取反向動作，慢慢回到原先姿勢，眼睛仍
   盯著右手上升。如此最多做九回。

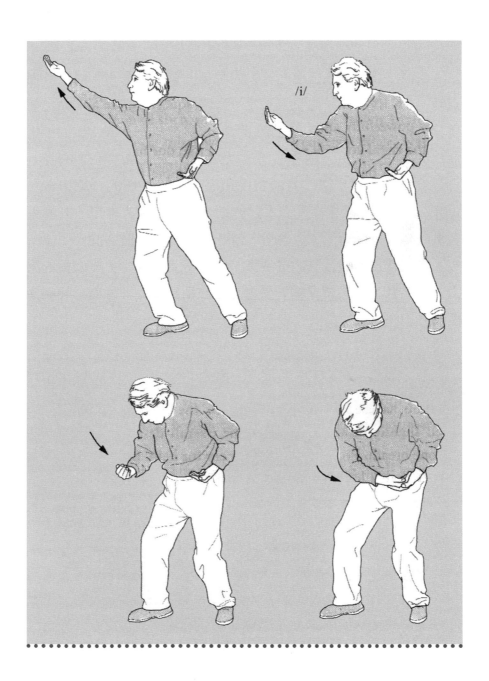

/i/

嘆氣

生活上遇到令人焦慮、害怕的時刻、甚至威脅，卻能全身而退時，常會讓人鬆一口氣，不禁發出嘆息。這麼做是在卸除之前所累積的壓力，此時，我們經常會發出的母音是 /o/ 或 /u/，這取決於情緒的強度，兩者之中，以 /o/ 的情緒較強。我們的身心會這麼做，是想安撫（SOOTHE/suð/）失去平衡的神經系統。母音 /u/ 與水元素相應，而水對放鬆身體具有極大作用。許多人喜歡在浴缸裡躺著，或以淋浴、游泳等方式消除肌肉的緊張，所以，嘆氣作為治療性質的自然聲，目的是要「吹走」一般性的壓力（這些讓神經系統緊繃的壓力會卡在肌肉中），帶來平靜與深度的祥和。

嘆氣儀式

1. 發聲前，先採取一般站立姿勢，並且深深吸氣。同時，將雙臂高舉過頭，形成一個圓，手腕放輕鬆，手指朝下。

2. 先以 /s/ 音開始，大約發個二至三秒。想像這個音從你的前額中央冒出來，這個部位便是所謂「第三隻眼」的所在處。緊接著便以 /u/ 聲接上，開始時採用相對較高、但不致使喉嚨拉緊的音，然後讓聲音下滑，最後以你最低沉的音發出，直到聲音消失。讓聲音裡稍有氣聲，就像平日聽到的自然

嘆息那樣。同時把雙臂往兩側向下畫個大圓圈，最後落在鼠蹊部前方。再次舉起雙臂，過程仍以畫圓的方式安靜地進行，同時吸氣。

3. 回到原先的姿勢，從頭再來。視需要而定，想做幾回都可以。結束時至少要有三分鐘的安靜，並將心思放在呼吸上。

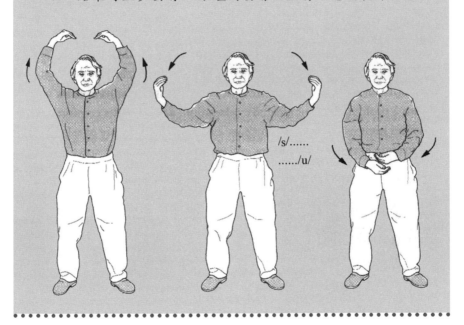

/s/......
......./u/

低哼

在某些東方冥想方法中，/m/ 音會出現在一些莊嚴的種子音節結束之處，如 /om/（OM）、/hʌm/（HUM）、/hæm/（HAM）、/ræm/（RAM）；在西方世界，則是 /ˈɑmɛn/（AMEN）不可或缺

的一部分。/m/ 能幫助我們進入一種深度寧靜、放鬆、平和的狀態，這個能帶來撫慰的聲音，將我們帶往內心深處，讓我們找到本我的真實面目，從而獲得大領悟和原創想法。從這個角度來看，此聲與眉心輪有很強的關聯，因為眉心輪是洞察力所在之處。當我們看到尚未揭露的事物或得到理解時，或者當我們同意別人的想法或與別人起共鳴時，這些有所發現的時刻會使我們發出低哼的聲音，實非偶然。低哼的 /m/ 聲可說是護生之音，是幾乎所有的母親都會用來安撫孩子的聲音，譬如催眠曲，而成人感到滿意時，也會發出此聲。

　　子音 /m/ 帶有一種深沉、類似大黃蜂的低鳴聲，可以為我們的情緒帶來極大的鎮定效果，消除自我本位的那一面，這是由於此音讓我們放慢次要而躁動的心，進而接通高層次的心所致，並且以安全愉快的方式，讓需要放掉的情緒得以鬆動。若說「蜂」（BEE/bi/）鳴的聲音與我們的「存在」（BEING）相關，難道還會讓你感到奇怪嗎？若要將莎士比亞的「做或不做」(To be or not to be)[1] 做替換以適合聲音治療，或許可以用「哼或不哼」(To hum or not to hum) 吧。

....

譯註

[1] 這是莎翁《哈姆雷特》劇中的獨白名句，原句是 "To be, or not to be; that is the question."，藉以表示難以抉擇的意思。

低哼儀式

　　要讓 /m/ 的自然聲能發揮最大功效，先緩緩做個深度的吸氣，然後從高到低的音當中試幾個音，找出最能引起頭部共鳴的音。基本上，/m/ 是個藉由鼻腔發出的聲音，這一點可以從掐住鼻子，聲音便停下來這件事得到證實。我們的目標是先使 /m/ 聲在頭部得到共鳴，然後讓它往下滲入胸腔上部。發出的聲音如要強，如蜂鳴一般，並且清亮，可以在臉上發出微笑便做得到。若要聽到完整的共鳴音，則將雙手食指稍微放在兩耳上方，其餘手掌部分則蓋住你的臉。這個儀式可以坐著或站著做。兩次低哼之間要暫停，讓自己可以正常呼吸，並且有餘裕注意所發生的狀況。然後，再一次緩慢地深深吸氣，然後再進行 /m/ 的拉長發聲。如此一來，你若覺得想睡覺也沒什麼奇怪，這表示你內心平靜下來了，是個好現象，另外也表示你在鎮定和淨化情緒的同時，也讓自己的身體與心理機能慢下來了。

　　在以上這些自然聲的發聲結束時，都要安靜一會兒，依據你的自然感受決定要安靜多久。安靜的時候有些不同的做法，在第四章會大略提到。

_9._

找出自己的基本音

　　如果說每個人的所有層面，都是各種頻率振動模式的組合，進而成為獨一無二的生命，那麼，我們可以推論，每個人生命的核心都有個屬於自己的基本音，也就是一個代表此人純然本質的聲音，這個聲音便相當於他的靈魂。若發出此聲，便是將共鳴的振動送往核心，喚醒有助於開展性靈層面的細微能量。這個聲音是振動上的參考點，我們隨時都可發出，舉例來說，當你在走路時，甚至都可低哼這個音。在特定音調發聲時，或者以單一頻率進行吟誦時，有這樣的一個音也具有實用價值。因此，當你單獨只發 /om/ 音時，便可使用自己的基本音，而不是隨意選一個音來發聲。

　　要找出自己內在的這個基本音，需要耐性與堅持，因為至少需要兩個禮拜的時間，並且要每天進行。首先你必須有個方法，把自己帶入深度放鬆的狀態，可以是冥想、瑜伽、深呼吸運動或聲音治療功法，如此，你便有可能接觸到這個反映本我的音。

　　另外，你還需要某個可以判定自己所發的是哪一個音的樂器。如第七章所提到的，若能有一台包含了所有可能音的小型電子琴，會很有幫助，這是因為小型電子琴攜帶容易，能夠置於近處，方便隨時使用。電子琴也比鋼琴更適合，因為它跟風琴一樣，只要指頭還按著琴鍵，就可以隨意發出持久的聲音，這項優點在你尋找正確的音時會更顯重要。目前找得到的音叉只能發出鍵盤上白鍵的音，而漏掉了許多黑鍵的半音。調音笛能發出所有的音，用起來卻不方便。或者也可以選擇錄音機，先錄下每日發出的音，然後在試驗結束時再做比較。不過，這個方法需要有某

種程度以上的聲音記憶力，才能將所有錄下的聲音拿來做比較。

　　下一步則是以舒適的姿勢躺下，可自行決定是否需要枕頭，是否要彎膝。在你稍後把聲音往體內發出時，若想與引起的共鳴有些接觸，可先將一隻手放在胸部，另一隻手放在太陽神經叢區，如此的接觸或許有助於你確認哪些音跟你的本我最為協調。請把電子琴或錄音機準備好，加上一些紙和筆。將電子琴設定為較為輕聲的笛子音，如此便不致蓋過你的聲音。

　　接著，做出能發出母音 /u/（如 food/fud/ 的母音）的嘴形，由嘴巴做一次深度吸氣（第五章曾經說明過）。吐氣時，從嘴唇形成的小孔中出去，很重要的是，要讓聲音從身體深處慢慢滲出，就好像你的身體只是一具正在演奏的樂器一般。因此，在前幾次吐氣時，可能還無法發出聲音，只是噴出輕微的氣流，這樣的情況可以持續兩分鐘之久。慢慢來，這很重要，因為你的聲帶會漸漸找到適合發聲的張力。讓聲音從安靜之中自然浮現，只要聲音出現了，你便可以放大聲量，但別讓聲音因此走偏了。

　　若你用的是錄音機，只需好好把聲音錄下來；若是以電子琴作為參考音源，你便需以坐姿來做持續的發聲。假設你並沒有「完全音感」[1]，那麼請按下中央 C 的鍵（女性），或低八度的 C（男性）。這是非常關鍵的時刻，原因有二：(1) 因為你要一個接一個地彈出鍵盤音，卻不能讓這些音影響了你原本發出的音；(2) 你還要判斷自己的音是比彈出的 C 更高（往右）或更低（往

1　不需任何樂器幫忙，就知道自己所發為何音的能力。

左）這是多數人天生具備的基本音樂能力。隨著彈出的音符相應地移動手指頭（黑鍵也彈），直到耳朵告訴你找到相同的音為止。你發的音也可能落在兩個鍵盤音之間，也就是落在兩個鍵盤之間的縫隙，這時你必須抉擇，是要跟隨高一點的音，還是低點的音，然後把音名記下來（請看第七章對於鋼琴鍵盤組成的說明）。多數情況下，你發的音不會比「高於開始時所彈的 C」的 G 還要高，也不會比低於 C 的 F 還要低。

另外還有一種方式可以找出自己所發的音，這是一種「聲音掃瞄」的方式。根據前述要點做好準備後，這回不發單音了，而是先以母音 /u/ 發出任何的音，然後讓自己的音如氣笛般上滑或下滑。你要試著在身體內部找出強烈的共鳴點，也就是感覺自己的身體與所發的音，起了同步振動的狀況時的那個音。聲音在滑動時要慢慢來，這樣才能盡量涵蓋、同時聽到所有的音頻。找到的時候，要抓住這個音，並把這個音記下來（如前述，使用鍵盤或錄音機）。

持續做這個程序兩個禮拜或更久些，直到能夠一再重複出現某個音，你便可以下肯定的結論了。這個音應該會使你有種全身震顫、讓你歡喜的感覺才對。

以團體吟誦名字

有個圍繞著所有語言起源的難解之謎，最大的疑問就是：

「史前時代是否曾存在一種語言，是所有語言的根源，所有語言皆由此而來？」這也等於是在問：「我們用來指稱事物、行為的名稱，以及事物、行為本身，兩者之間是否存在某種直接的關係？」某種程度上，這算是在《創世記》中實現，因為亞當將所有動物、飛禽及走獸都命名了。我們所知為「樹」的東西，是否包含了與「樹」（tree/tri/）這個字的音能起共鳴的振動呢？若將這個想法延伸到極限，以團體吟誦的方式長時間發出「樹」這個音，能否讓一棵樹長出較為健康的根，結出更多的果實，或讓樹免於生病呢？這樣的想法基於一個前提，也就是生命歷程中並沒有偶然這回事，所有的事都有其意義與作用。

你若覺得這是真的，那麼你出生時所取的名字也有其意義與作用，不然說不通。事實上，「名字」（NAME）是「阿們」（AMEN）的變位字，而「阿們」的音來自 /om/（OM），原本是基督教傳承的真言（或祈禱文），意思是「成為如此」(so be it)，是將自己的命運交付給最崇高的源頭。你甚至可能在出生之前便已察覺這個為你而取的名字，也就是在母親的肚子裡便聽過這項提議。即使雙親並非根據直覺來決定你的名字，比如說就用祖父母之一的名字（譯註：這是一些西方家庭的傳統做法），也不表示名字就沒有意義或作用。首先，我們都知道許多傳統名字都是有意思的，但在被唸出來的時候，名字作為聲波振動的型態有何作用？會以某種方式與你自身的頻率網絡產生一致性嗎？你是否曾經因為覺得名字與自己格格不入而想要改名字？改了嗎？隨著本性上的變化，你是否有過名字已不適合自己的念頭？不論如

何，我們在此要建議的是，在你在場的情況下，由一群人吟誦你的名字，可使你在實質上得到正面滋養，使你與那些吟誦的人之間產生帶有情意的一體感，同時也會讓你對自己名字的子母音更敏感。聽到時，你不會再將它當成名字，而是受到徹頭徹尾的「振動」。

誦名儀式

參加吟誦的人圍成圓圈，可以站著，也可以坐在椅子或地板上。名字要被吟誦的人在圓圈中央坐下或躺下。若此人是躺下的，吟誦的人最好坐在地上。每個人都閉上眼睛，讓聽覺處於最靈敏的狀態，然後詢問接受誦名的人要名字以何種方式被吟誦。

若是此人已經找到自己的基本音，理所當然的可以加以採用；否則就讓此人開始吟誦之前，以自發的方式找出一個音，讓誦名者使用，這也使儀式增加些此人的風格。吟誦的速度可慢可快。若唱得慢，名字的每個音節就要拉長，最後一個音節要拉長到前面長度的兩倍。音與音之間暫停一下。有一種頗有幫助的做法，就是剛開始的時候，如果圓圈裡能有一個人充當類似指揮的角色來帶領大家，指示大家何時要開始，以及音節到音節的改變何時出現，整群人便可從接下來的重複中發覺長度不同之處，然後便可以閉上眼睛。這一點對於要讓名字以清

楚的子音結束來說，尤其重要，因為如此才能讓大家的聲音一致。這些應該盡量以明快的方式來做。若是唱得快，每個音節大約要花一、兩秒鐘，在每次的重複中，名字的發聲要連續，不可中斷。吸氣視需要來做。你也可以先用慢的方式，讓接受誦名的人可以真正較深入地感受自己的名字，然後再改成快而穩的方式。要進行多久，請自行斟酌；若能吟誦兩分鐘以上，就會有不錯的效果。

10.

咒語、唱誦、即興發聲

　　基本上，聲音治療的方式有三種，彼此互相關聯。這三種方式就是特定音的發聲（已於第八章中與自然聲一同介紹）、以咒語發聲，以及吟誦。這三種方式的主要特色就是重複；這一點讓聲音得以深入人的精神層面，再由精神層面進入可得最大助益的區域。這些助益可能與改善的情況有關：心神得到平靜、整體能量水準獲得提升，或是原本存在的能量受阻礙的情形得到抒解等。照一般的說法，吟誦就是將一段口語或音樂片段加以重複的動作。若從這個意思來看，咒語也算是吟誦出來的，甚至連特定音的發聲也有人視為是一種吟誦。以下的定義將其中的差異稍作釐清：

　　♫　　　　**特定音發聲**　這是將單音或單音節加以重複。母音是主體，因此發聲時通常要拉得比正常說話還要長。可以在母音之前和（或）母音之後加上子音，就像脈輪發聲（請看第十一章）中所做的。可以將聲音引導到身體的特定部位，也可以引導到情感面的「身體」上，如自然聲所展示的（第八章）那樣。

　　♫　　　　**咒語**　通常咒語被視為莊嚴的聲音，原因是不同宗教傳承中，咒語都同屬修行的一部分。Mantra（咒語）是個梵文字，字面意思是「保護及淨化心的東西」。這裡所說的「心」，不僅代表想法，也代表感受。咒語中的每一音如種在心田裡、正在發芽的種子（梵文是 bija），同時咒語也像是催化劑，讓那些阻礙了我們性靈開展進程的習性，

有被拔除的機會。咒語是以固定的節奏進行重複的發聲，這點與特定音發聲和吟誦相同，可以向內發聲，也可以大聲向外。若往心裡發聲，則不需有聲，只需要節奏即可。這種在內心反覆進行的動作頗為有用，因為我們隨時隨地都可以開始。

♪ **吟誦** 吟誦其實是一種歌唱，特點是以短的樂句來重複，涵蓋的音域相當地窄，通常還會與一些莊嚴的文字結合，常屬於某種儀式的一部分。北美印地安人的頌歌就是很好的例子。

咒語

唸誦咒語的主要作用是可以擴展、提升我們的意識狀態，也就是將那些埋藏於心理層面的負面習氣排除，讓我們能夠接觸到自己的真我。由於我們的情感面在這個過程中得到了淨化，不僅在心智上出現敏銳清晰的狀態，身體也進入深度放鬆的情況，自癒的現象因此出現。這個過程讓人迎向完全的生命。

以下所選的是常用的咒語，根據宗教傳承來分類，多數可用單音完成，還有一些則像曲子，只是音域較窄，有一首則是完全靠氣音來誦唸。每一首都有加註，以便說明所發聲音的涵義及進行的方式。

吟誦這些咒語的時間長短，請自行斟酌，建議的長度是五到

十分鐘，聲量則以中等以上爲佳。在即將結束時，放低聲量，讓聲音進入意識中。要持續感受到聲帶仍處在發聲狀態，直到聲音轉爲某種自成一格的節奏爲止，此時要盡量進入安靜的狀態。這種內在的靜默，可以很容易就保持一、二十分鐘之久。若需要更多指引，請看第四章「靜默與冥想」一節的說明。

印度教與藏傳佛教

⊙ OM AUM RAUM（/om ɑʊm rɔm/）

這些可說是至高無上的咒語，代表由神聖的初始之「道」或「神的話語」所帶來的偉大迴響。對印度教徒來說，這串音也等同於超脫形貌之外的宇宙本身。在 /o/ 音的開闊與環狀之中，你可以感受到自己裡頭已得到實現及尚未實現的種種可能。因此，此音和拉丁文的 omnes（譯爲「所有」或「一切」）有直接的關聯性。在地球的另一端，馬雅人也認可了 /om/，將 /o/ 與天空、較高層的意識連在一塊兒，/m/ 則與大地相連。每次發出 /m/ 音時，都將雙唇閉合成一小圓點，於是在多次發聲的同時，我們也有了一個又一個的「創造點」。印度教徒也有類似的信仰，他們認爲此組合音象徵了創造的開始與結束。在古希臘，則分別以「阿法」（Alpha）與「歐美嘎」（OMega/ˈomɪgə/）兩個字代表最初與最後。若能在 /o/ 與 /m/ 之間取得平衡，會使我們對於生命有種清晰感、平靜感，因而能夠超脫自我，獲得與自己真正的想法、感覺、創造力的協調。當我們浸潤在此一咒語的光輝中

時，將得以看見真實的自己。

　　要誦念 /om/ 音，須將這個音從頭部經由身體往下引導，及於腹部。這樣做可讓產生的能量場自然擴展開來。若在母音 /o/ 之前加上 /a/，則可加強下引聲音到腹部的動作，因為 /a/ 代表了內心及驚奇、傾慕、敬愛的屬性。如此由兩個音組合而成的母音，若以梵語拼出則為 AUM（/aʊm/）。事實上，印度教徒所認為的四大咒語音節中，/a/（AH）為其一，另外三個分別是 /om/（OM）、/hʌm/（HUM）、/hri/（HRIH）。/a/ 讓你一開始就必須把嘴形張得更寬些。要使這段真言在說出時產生更大的力量，可將火元素的 /ɜ/ 放在 /o/ 或 /a-u/ 組合之前。要讓自己盡量感受到咒語在身體各處所產生的振動。要做到這一點，一部分要靠你把每個母音和子音都拉長，最後的 /m/ 更要拉長些。不論採取的是哪一種型態，都要將咒語的每個部分平均分配在十到十五秒中。或者，也可以帶著節奏發出這些音，每次需重複約兩秒鐘或稍長。不論是快些或慢些，都會為我們帶來很適合冥想的狀態。

　　咒語通常是以單音重複誦念。你若已經找到頗為滿意的基本音，就使用吧；否則就找一個不太高，又能讓你實實在在地起共鳴的音。如果你熟悉樂理，就根據自己的音域，從以下範圍中選出一個：男低音──G 到 D，男高音──C 到 G，女低音──A 到 E，女高音──C 到 G 。若是團體，則女性用中央 C，男性用低八度的 C，通常都滿適合的。以上的指引對於用單音誦念以下所有咒語同樣適用。

　　若是站著發出 /om/ 音，可配合以下的動作及觀想。

發 /om/ 音的儀式

雙腳打開站立，與肩同寬，這樣做可使身體平穩，但膝部要放輕鬆。雙手均成杯狀，右手放在左手上方，左手心向上，右手心向下，好像用雙手抱著一顆網球一樣。將雙手放在太陽神經叢的前方，觀想有一顆能量球從太陽神經叢那裡出來，進入你的雙手。在發出 /om/ 音的同時，兩手慢慢分開，好像球變得越來越大的樣子。要讓球向外擴展到什麼程度，由你決定。球變大的同時，雙手可以隨意移動，只須保持兩手相對就行了，角度也不拘。要有好像在玩球的感覺。結束時，將雙手移回一開始的位置。

⊙ OM SHANTI (/om ʃan-ti/)

譯文：願宇宙之音讓你的生活安詳寧靜

下圖中，這句以 OM 起頭的加長型咒語的每個音節，都被設定了個別的長度；以音樂術語來說，就是有不同的拍子。簡單的做法就是將節拍率設定為一秒一拍，進行時看著鐘或腕錶。但這樣的速度偏慢，等到夠穩定之後，便可依照你的喜好來加快節奏。圖中也附有音樂節拍記號，讀得懂的人可以參考。這種進行方式也適用以下所有有設定拍子的咒語。

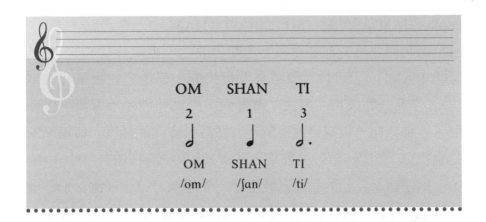

　　這三個音的節拍型態，跟你以自然說話的方式慢慢發出而產生的自然連貫型態是相應的，在連續重複誦念時也同樣可以採用。你要找機會換氣，不然就等每回結束時稍作暫停，將最後的 /ti/ 拉長，同時徹底的換氣。前面所提漲大能量球的動作，也可和這個咒語一起做。

⊙ SOHAM（/so-ham/）

譯文：吾即彼

　　根據印度教與佛教的傳統，這句咒語用於冥想（禪修），以氣音發出，被視為無從聽聞的宇宙之音 /aum/（AUM）所帶來的振動，能讓人與宇宙意識相結合。這兩個種子音節分別代表了兩極：SO 代表女性的陰能量及 HAM 代表男性的陽能量。SOHAM 中還隱藏著另外三種兩極關係：吸氣（SO──冷空氣）與呼氣（HAM──溫熱的氣息），理性頭腦能量（SO）與感性

能量（HAM），性靈（SO）與物質（HAM）。

　　這句咒語可以配合呼吸而在體內誦唸，吸氣時唸 SO，呼氣時唸 HAM 。也可以大聲唸來引起共鳴。但是想在吸氣時唸出 SO，需要一點技巧和專注才做得到，因為我們並不習慣這樣發聲。當你大吃一驚或發現事情不太妙時，會突然猛吸一口氣，並且發出強烈但低軟的 /o/ 聲來，其實就跟這裡要做的一樣。一開始，為了確保自己的喉嚨已經打開，先想像自己正在漱口，然後由嘴巴吸氣，雙唇微啟，讓氣息在經由牙齒進來時發出短促的嘶嘶聲（/s/），這需要舌頭稍微幫點忙。當氣息湧進打開的喉嚨時，便讓它發出低軟的 /o/ 聲；若做得好，聽起來會像風吹過林間一般。呼氣時，你先發出吐氣般的 /ha/ 聲，然後漸漸閉起雙唇，以發出無聲的 /m/ 。理想的情況下，兩個聲音配合呼吸而形成均等的律動，所發的音節長度都保持一樣。要讓此律動長而平均，就像鐘擺完美的擺動一般。

　　吟誦咒語時，要讓全身也能參與，可做下面太極般的動作。

SO-HAM 發聲儀式的動作

　　兩腳分開站立，與肩同寬，雙膝微彎。兩臂向前伸直，手心向上，手指稍成杯形。發出 /so/ 音時，將雙手移向臉部。將手心移到面前，想像此時聲音正進入你的眉心輪。接著，讓雙

手劃過臉部往下，就像在潑水洗臉一樣。雙手往下的同時，觀想 /so/ 也一路往下，到達海底輪。當雙手靠近心臟時，把手心翻轉朝外。到了心臟時，換發 /ham/ 音，感覺到聲音由海底輪被向上牽引，並且將雙手緩慢地向外推，就像在推一堵牆似的。同時，任何一腳往前踏出一小步。當手臂伸直的時候，剛好發出無聲的 /m/，然後立即把手心翻轉向上，開始下一輪的 /so/。當你將雙手引向臉部時，便將移到前面的那隻腳移回原本的位置。理想的情況下，我們希望動作能夠連續，並且與 /so-ham/ 形成同步的韻律，手和手臂隨時都在動作中，沒有停頓。若坐在椅子上，只做手和手臂的動作，省略腳的動作，也是可以的。

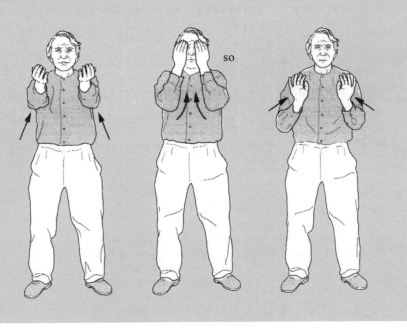

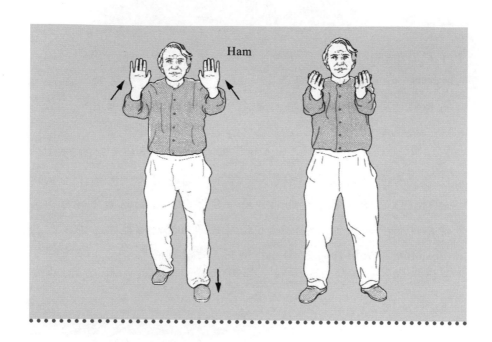

若實際發聲，不要一次做十八回以上。若做動作，可在體內默唸咒語，連續做九回左右，這是作為結束很好的方式。如此做完後，坐下來，內心仍隨著 /so-ham/ 的緩和節奏，慢慢進入深度的冥想狀態。這一點對於省略了動作的人來說也同樣適用。

⊙ OM AH HUM（/om a hum/）

譯文：喔，宇宙之音 /om/，進來我裡面吧！

這句廣為人知的咒語，可在較長的吟誦曲中找到，也可以單獨誦念。這句咒語由三個部分構成，代表了進行中的創造所呈現的三個週期面向：創造本身（出生）、維持（生命過程）、消解

（逝去）。這三個種子音節可以用單音誦念，也可以在 /a/ 換個
音。

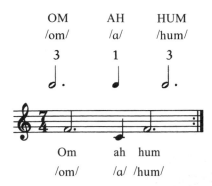

不管你是發自己的音，還是用上圖給定的音，都請保持七拍
的節奏：/om/ 三拍，/a/ 一拍，/hum/ 三拍。這意味你在每次重
複之前的吸氣動作要快，以免跟不上拍子。若用稍稍滑音的方式
來換音，會有不錯的效果。進行時，請坐在有靠背的椅子上，還
可同時做下面的手指動作。

OM AH HUM 真言的手指動作

雙手置於大腿上，手心向上。右手拇指以固定節奏，中等
速到慢速地依序觸摸右手的小指、無名指、中指、食指。然後
左手拇指也做同樣的事，但不摸食指。如此你便有了自己的七
拍。

注意：　這裡所呈現的在誦念咒語和吟誦時所使用的樂譜符號，
　　　　都只用了鋼琴鍵盤上的白鍵音符，目的是為了簡單些。
　　　　所用的音域不一定適合所有人的嗓音。假如你會讀五線
　　　　譜，那麼就把音符彈出來，聽聽旋律。若感覺太高或太
　　　　低，可以在心裡變個調，讓它更適合你的嗓子來發聲。

⊙ OM MANI PADME HUM（/om ma-ni pad-me hum/）[1]

譯文：禮敬！蓮花珍寶

這是屬於佛教徒的無上咒語。Mani（珍寶）指的是來自上天
的恩賜，就住在我們的心中，在此是以 padme（蓮花）指稱我們
的心。正如所有的真言，開頭的 OM 所稱的是「絕對的存在」，
或是造物者，也與宇宙之聲同義。hum 代表個人的本我，是宇
宙意識中的一個火花，有著侷限。

　　請坐在有靠背的椅子，雙手放在大腿上，手心向上。可以自
行選定一個單音，也可以採用下面的曲調。請跟著如下的九拍子
循環來進行：

音節	/om/	/ma/	/ni/	/pad/	/me/	/hum/	換氣
拍子	2	1	1	1	1	3	1
	♩	♩	♩	♩	♩	♩.	𝄽

譯註

[1] 譯者在多數情況下聽到的發音為 /om ma-ni pæd-me hɔm/ 。

曲調如下：

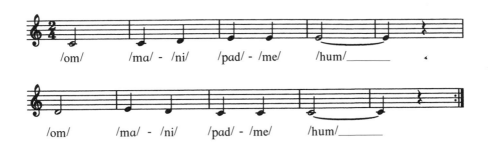

回教

⊙ ALLAH HUU (/ala hu/)

若分別看這兩段莊嚴的音節，都是呼喚「至高存在」時所用的稱號。第六章曾特別提到 /a/ 音常是許多宗教信仰者用來稱呼神的名號的一部分，而根據馬雅人的說法，/l/ 子音則是「振動」本質之所在。而 /ala/ 以簡單明白的方式將上述兩個音做了有力的結合。因此，很重要的是，要特別明顯的發出 /l/ 音，方法是將兩個音節 /al/ 及 /la/ 分開來發音。發 /al/ 時，舌頭要升起，舌尖抵到齒前的上顎；發 /la/ 時，放掉舌頭，讓它停在口腔底部。

發音時，可以用平常說話的聲音，也可以用耳語般但有力的氣聲，或者任一種你屬意的聲音。視需要短促地暫停，注意聽聽身體裡面的誦聲，然後再大聲唸出。根據現有的節奏來看，/al/ 是一拍，/la/ 是兩拍，並且 /la/ 要稍微加強。快唸完時，讓誦念聲變得越來越輕柔，最後完全變成氣音，然後消失在你的體內。在進

入冥想的靜默之際，還要聽著心裡面有這句真言在迴響。

　　誦念 /ala/ 有個三拍子的典型節奏，且重音放在 /la/ 上面，如下：

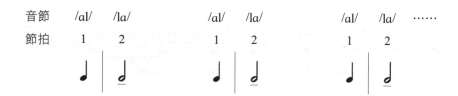

　　/hu/ 這個莊嚴之聲可以與 /ala/ 結合，只要在一連串的 /ala/ 之後再繼續下去，把它加上即可。舉例來說，先唸四回 /ala/，安靜一拍（換氣），換上稍微高一點的音，或者你自選的音（若 /ala/ 是以氣音發出的話）來發出 /hu/。再花一拍子換氣，然後繼續重複下去。正如一向所做的那樣，以後也是如此，進行的時間長度要中等，需要的地方就暫停。快要結束時，就不再唸 /hu/ 了，並遵照先前的指示，將音量漸漸轉小，讓作為輔助冥想的 /ala/ 真言節奏漸漸滲入你的心中。

　　蘇菲傳承中有許多 /ala hu/ 的吟誦曲，然而這些曲子中，/hu/ 的音並不是固定在單音上，而是以一連串的音符唱出。這裡便是一例：

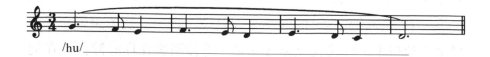

　　這些莊嚴之聲若是由團體來唱誦，參與者應圍成圓圈，手臂互相摟著腰部，一面（依照前面的指引）發出 /ala/ 或 /ala hu/，一面在圓圈裡向左擺，再向右擺。第一次 /la/ 的時候往左擺，第二次時往右擺，依此輪流進行。這樣做基本上可以跟三拍的節奏相合，如果在 /ala/ 之後加了 /hu/，也要繼續這麼做。然後，如前面所說的做法那樣，要讓誦念的聲音變小，直到外頭再也聽不到聲音為止。搖擺的動作則繼續下去，因為身體裡面仍要持續重複聲音。最後，動作停止了，我們的心也和形體一樣，進入靜止狀態。

基督教

⊙ ALLELUIA（/al-le-lu-ja/）
譯文（源自希伯來文的 Halleluyah，意即「讚美祢，上帝／亞威（Yahweh/ˈjawe/）」）：讚美祢，我的主
　　在重複使用 /l/ 這個振動頻率高的聲音上，這句四個音節的眞言和 /ala/ 一樣。連續出現的三次母音，讓這句眞言可以指向心臟（/a/）、喉頭（/e/）及腹部（/u/）三個部位。另外，由於 /j/ 聲和「亞威」（與「耶和華」同為上帝之名）有關，因此，在偉大的譚崔瑜伽傳承中，對心臟進行發聲時，也是重要的聲音。
　　跟 /ala/ 的做法相同，在發 /al/ 與 /lu/ 時，舌尖向上碰觸牙齒前方的上顎。請依自選的音或你的基本音，用九拍子的節奏（包括換氣）吟誦出來，在發 /lu/ 時要稍微加強。或者，也可以

在最後的 /ja/ 時往下降兩音（譬如由「SO」降到「MI」）。最後，逐漸降低聲量，讓它成為內在的真言。節奏如下：

音節	/al/	/le/	/lu/	/ja/	換氣
節拍	1	1	3	3	1
	♩	♩	♩	♩.	𝄽

⊙ KYRIE ELEISON（/kɪr-ri-e e-le-i-son/）

譯文（來自希臘文）：主啊，請憐憫

這句基督教真言是相當直接的祈禱文，其中包含了會影響頭部（三次 /i/）及喉部（三次 /e/）的較高頻強力母音。同時，子音還與四個主要脈輪起共鳴：/k/ 在頸部後面起頭，往下振動脊柱，讓人清醒；/s/ 的焦點放在眉部；/r/ 以太陽神經叢為中心；/l/ 則刺激脊柱底部。

　　請以自選的音或基本音來誦念這句真言，或者也可以在發最後的 /son/ 時降兩度音（譬如從「SO」降到「MI」）。在每個循環開始時加重 /k/ 音，可以使整句真言得到發動力；並且在一結束 /n/ 音時，很快進行換氣。十二拍的節奏對基督徒來說，象徵十二使徒，並對應到手勢上（也就是如 OM AH HUM 那段提到的方式，以拇指碰觸其他手指，由小指到食指，共三次），左手或右手皆可。一段時間之後，讓聲音漸漸變小，進到身體裡面，催化出適合冥想的狀態。

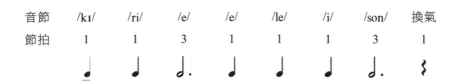

這句眞言也可用一系列的音符重複唱誦，以下便是一例。

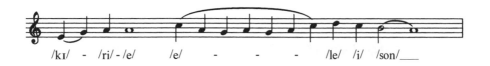

⊙ MARANATHA（/ma-ra-na-θa/）

譯文（來自阿拉姆語）：降臨吧，我主（或，我主降臨）

這個四音節字是在《新約》歌林多前書的終結處出現的，經「基督徒冥想運動」〔由天主教聖本篤修會修士若望・邁恩（John Main）在一九八〇年代興起〕採用，成爲眞言。因爲這個眞言有一連串的 /a/ 母音，可說完全以心臟爲中心。選一個覺得輕鬆的音或基本音來向外發聲，每個音節等長，節奏不慌不忙；若喜歡的話，可用左手或右手進行前面提過的手指動作。持續地重複眞言時，視需要換氣。依照直覺來判斷變換爲內在發聲的時機，同時感覺聲帶此時非常輕微的動作。

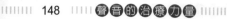

音節	/ma/	/ra/	/na/	/θa/
節拍	1	1	1	1

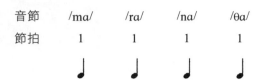

馬雅族

⊙ K'IN（/k-in/）[2]

這個馬雅真言所發的音,與太陽及太陽為生命所帶來的能量有關。伴隨此音的祈禱文如下:「太陽吾父,請給我力量／太陽吾父,請使我睿智／太陽吾父,請使我成為種子／太陽吾父,請使我永存不朽。」儀式中的唱誦者面對太陽的方向站立,兩臂側伸,手肘成九十度內彎,手提至頭部高度,手心向外。開始前,必須先從口中安靜地吐出長長的氣。與「慟哭」(第八章)所做的一樣,開頭的 /k/ 以爽脆的方式發出,讓它能震動到頸背。發出 /in/ 之前,要短暫的靜默一段時間,這時要閉氣,接著便將所剩的氣全部發出來。最好是以團體的方式做這個儀式。發出 /k/ 音後,團體成員以各自的音或預先說好的單音,自發地誦出他們的 /in/。以一組七次的方式誦唸,誦唸完一次就換氣,誦唸完七次後就暫停一分鐘。進行三組後,應該足以深深地感受到這

2　這是曼恩（Hunbatz Men）所提供的,他是馬雅文明的權威。請參考建議書單。

句眞言的力量了。

吟唱用的曲子

　　吟唱的曲子除了前面介紹的例子 Allah Huu 及 Kyrie Eleison 之外，還有四曲是我在工作坊裡所採用的。雖說沒什麼理由不能由自己來唱，但如果集體進行，所產生的振動會帶來更大的好處。

印度教

⊙ SRI RAM（/ʃri ram/）

譯文：將榮耀與勝利歸予拉瑪（Rama）

　　在印度，以唱的方式進行咒語誦念，稱爲 bhajan。這樣的做法本質上通常是要對神做奉獻的意思，因而又稱爲 kirtana。以團體歌唱時，這些咒語發出振動後所表現出的共鳴，最能激勵人心。"SRI RAM" 有兩個版本，基本版的譯文是「將榮耀與勝利歸予拉瑪」，另一個版本則加了宇宙音 OM/om/。儘管這句咒語是對一位印度教神祇表達敬意，但在涵蓋面廣泛的母音與子音交互作用下，所產生的力量遠遠超越了原本的宗教意涵。這句咒語在逐漸滲入唱誦者的內在意識後，也催化出深度的靜默。

　　團體中，必須有人找個能讓唱誦安靜地停止的方式，然後在

個人內在繼續。可以用響鈴的方式告訴大家還會有三次循環，如此大家的眼睛仍可保持閉著。

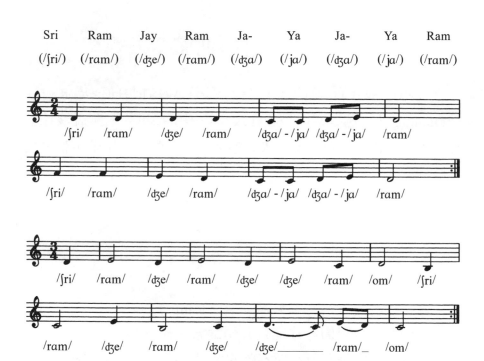

美國原住民

北美的印地安各族為我們提供了十分豐富的唱誦曲，有許多曲子用來表達歡慶，讚頌他們生活中的種種驚奇。與所有偉大的性靈傳統一樣，這些曲子可以為任何一位臣服於曲子魅力的人打開胸懷、安寧心神。參與唱誦的人與曲子在最深層次上合而為一，而有種「自己正被唱出來」的感覺。若加上鼓聲及「撥浪

鼓」之類發出嘎拉嘎拉聲響的樂器，效果也不錯。參加的人應該圍成圓圈站著或坐下。若沒用到樂器，大家可以牽手，圍起圓圈，表示完滿。可以在圓圈中央安排一位成員，在將結束時以手勢或鈴聲表示還有多少次循環，如此雙眼可保持閉著。

⊙ WOA YEA（/wo je/）

（阿拉帕荷族歌，描摹狼群在交配季節的叫聲）

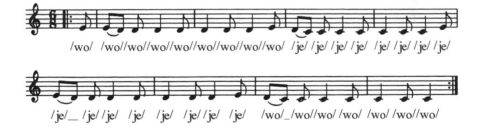

⊙ HEY YUNGUA（/he jɔŋgwa/）

（契帕瓦族迎賓歌）

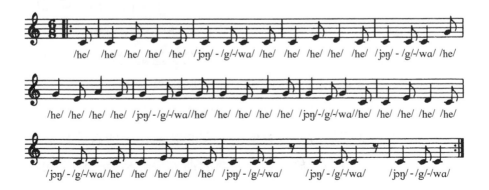

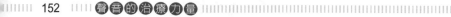

集體即興歌唱

　　當你以團體來進行聲音治療時，若能讓成員發出齊一的聲音會有好處。如果能讓團體先做過某種份量的自然聲、特定調發聲、吟誦等功法再做，效果會最好。前面所做的聲音功法可以釋放能量，這些能量使得唱誦的人體驗到自己的聲音在儀式中所得到的表達自由，一般情況下，要得到這樣的自由感並不容易。

　　對於集體的即興歌唱，可以先定下一些限制，如不用子音且限用一個母音，或者也可以對於是否變換母音及納進子音採取較寬鬆的態度。開始時，成員圍成圓圈緊密地站在一起，手臂圍在彼此的腰際（如誦念 Allah Huu 時的建議）。這樣的安排可使所產生的能量在圓圈中傳遞。若要讓儀式自然的開始，可以由一個人從一數到三，只要大家一聽到三，便一起發聲。團體中每個成員都必須注意聆聽整體的聲音，讓個別唱出的曲調獲致某種整合的效果。這裡所重視的是完滿，而非個人的表現。

　　開始後，便可以自由地進行即興歌唱了。通常的情況是，會逐漸變得有活力，然後平息一陣子，再積累出新的峰頂，如此反覆出現；或者也可能始終是輕柔的聲音，並保持在有助於冥想的狀態中，這便是這個儀式的特殊魅力所在。這是讓大家可以真正體驗到彼此深度合一的大好機會，所有個別差異所造成的界線都消失了，取而代之的是一個單一而喜樂的生命體。

　　結束即興歌唱的方式有兩種。最好的狀況是，所有成員憑直覺知道已到了結束點，於是聲音漸漸消逝。另一種方式就是大約

進行十分鐘後，先有個人從圓圈中退出來，然後由他來決定結束
的合適時間，屆時再搖個輕聲的鈴（或者用一對西藏的小鐃鈸）
來提醒大家。這個時間應該選在聲音自然的消退時。所有的人安
靜地站立，等鈴聲再次響起，表示正式結束。

　　這些集體即興創作很值得錄音記錄下來，因為通常都會是首
精美的當代樂曲，而且是今日許多作曲家腸枯思竭亦不可得的。
同時，參與者也得到聽覺上的極大滿足，進入內心深處直覺與真
正自由的所在。

11.

對脈輪發聲

　　脈輪（chakra）這個字來自梵文，意思是「輪子」。脈輪是如漩渦般的能量，分佈在脊柱底部與頭頂之間。在細微能量所構成的「身體」（我們的生物能場或光環場）中，脈輪是接收者、中介者、分發者，就是這個包圍我們的光環，使肉身有了生命。

　　這個微能量場是由三條脈（印度稱為 nadis）所組成，這些脈與我們的腦脊髓、交感神經系統有關。位於脊柱旁而與之平行的中脈，從上到下一路共有七個主要脈輪。這些脈輪又依次與內分泌系統（在人體解剖學中，內分泌系統對於維持健康狀態具有十分重要的功能）相連，並且調節該系統。這些內分泌腺體還與我們的情感面形成盤根錯節的關係；負面的心神狀態會造成腺體功能上的混亂。這些腺體也掌管著身體組織的各層面，並與某些心理特質、五種官能、各個元素都有關聯。因此，若是存在一些特定的身體病痛或負面的心神狀態，需要進行聲音治療，這些對應的關係將有助於我們找出最有益的種子咒語。

　　微能量有可能因為一些原因而在自然流動的過程中中斷，振動頻率也可能不再穩定，嚴重時會使我們感到特定部位有能量受阻的情形。如果我們過度工作、奔波忙碌，讓自己處於壓力之下，或是讓負面情緒主宰了內心，或是抱著錯誤的心態，或是身體與精神得不到充分的休息，或是吃了、喝了不適合自己身體的食物或飲料，便是強制脈輪超限地傳達更多能量。以發聲作為「聲音藥方」，可使上述情況恢復正常，在過程中恢復原本的平衡，因為聲音的共鳴可以改變這些脈輪的振動頻率。如果發聲產生效果，不論能量受阻的部位位於脈輪架構中脈路上的哪一處，

實際上會感受到不通暢的情況不見了。

對應表

脈輪及 其位置	腺體	元素	官能	特質	掌理的 身體層面	造成的 心理混亂
海底輪 肛門與生殖器間	腎上腺	土	嗅覺	安全感	脊柱， 腎臟	心神不定
丹田輪 肚臍下方一、兩吋 （2.5 到 5 公分）	生殖腺	水	味覺	性慾， 創造力	生殖系統	無力感
太陽神經叢 胸骨與肚臍間	胰腺	火	視覺	意志力	胃，肝， 膽囊， 神經系統	恐懼
心輪 心臟旁的中央部位	胸腺	風	觸覺	同情心	心臟， 血液， 循環系統	沮喪
喉輪 頸部	甲狀腺	以太	聽覺	溝通力	支氣管， 聲帶， 肺臟	表達不足
眉心輪 兩眼間	腦下垂體			洞察力， 神智清明	下半腦， 左眼	思維扭曲
頂輪 頭頂	松果體			高層意識	上半腦， 右眼	自我感 消失

脈輪發聲的方法中，並沒有哪一種是最可靠的，也就是說，在特定頻率與子、母音的組合下，沒有任何一種方法可以保證每個人使用後都能順利成功。來自東方的方法中，最著名的是譚崔瑜伽（又稱爲拙火瑜伽）；西方則有數種方式植基於母音頻率的

變換上。此外，並不存在一種通用的方式可將音符與七個脈輪建立起連結，例如，將脈輪與 C 大調的七個音（ＣＤＥＦＧＡＢ）建立某種關係。同時，科學也尚未證明某個脈輪頻率的組合可適用於全人類[1]。就算真的有這樣的組合，或許其中一些或所有的頻率也已超出人類音域的範圍。個別的人可以在單獨發聲時探索自己聲音的範圍，根據自己所認知到的振動型態，找出可產生預期效果的種子音節與種子音（以音階或其他方式表示）。另一方面，團體發聲所採用的方式也必須大家都同意才行，通常是由工作坊的帶領者根據經驗與直覺而產生。在實際層面上還要考慮一件事：各人使用不同音階的情況下所出現的音域問題。因此，一個團體中因為有多重聲音的情況，最後更常以改變子、母音頻率的方式來解決問題，而未必剛好存在特定的音之組合。

　　發音前的準備，請依照一般性指引，做法同前。舉例來說，無論是站立、坐下、躺著，都可以進行脈輪的發聲。至於要用哪些音符（或音頻），可以根據自身的能力，從下列方式中選出合適的，然後以該方式決定：

　　1. 所有的脈輪都用同一個音。理想的狀況下，最好是用你的基本音；或者也可以在你的音域中，找任何一個低中度且能引起共鳴的音來用。

---

[1] 有一位奧國教授與一位美國音樂家進行合作計算，開發出一個以數學為基礎的脈輪頻率系統，稱為「原始聲」（Prima Sounds）。請看參考資源「原始聲」部分。

2. 根據直覺調整音高。開始時採用較低音,後續的每個脈
輪則以更高音來發聲。向上升音時要能輕鬆做到才好,
才不會超出自身的音域範圍。當順著七個脈輪向上移升
之際,頻率也隨之升高,這個看法大體上是被接受的。
瑜伽傳承中也有指出這一點。這些傳承談到脈輪時,有
「越往上的脈輪,輪瓣越多」這樣的說法。如果只想對
某個脈輪發聲,則須依賴直覺給你靈感。跟找出自己基
本音的方法相同,你也可以用錄音機將對特定脈輪有效
的聲音記錄下來。

3. 可從大調、泛音或五聲音階當中選用一種,進行系統性
的聲音變換。這些音階與相應的十二種變調組合,曾在
第七章談過。選出一個起始音,並考慮這個音所產生的
音階,除了適合自己的音域外,最好有共鳴。例如,A
大調及 B 大調音階或許都適合你的音域,但你可能額外
感覺到 A 音階能提供較多共鳴。若發聲的對象只是一個
脈輪,則要注意這個脈輪的排行數要跟該音在音階中所
對應的階數相同。例如,若是以 F 大調發聲,那麼對於
喉輪,你就該發出 C 音,因為喉輪是往上數的第五個脈
輪,而 C 在 F 大調中也是第五個音。若使用的是五音
階,C 變成了第四個音,那麼對應的就是心輪了。

4. 同樣使用上述音階,但從你的基本音開始一一對應遞增。
這麼做可能並不實際,因為可能會將你推出自己的音域
之外,或使你的共鳴不充分。例如,某人的基本音可能

在 D，也就是從中央 C 往下七個音，可是要他一路向上升七個音，或許沒辦法做到。這種情況下的建議做法是，想用基本音的人，應該從基本音向下找完全五度音的地方，從這個地方開始。怎麼找呢？首先，從大調音階與泛音音階的第五欄，以及五音階的第四欄中找出你的基本音（請看第 97-98 頁），然後回頭找到第一欄的音。也就是說，一個基本音在 D 的人，將以 G 作為開始音，如下所示：

1	2	3	4	5	6	7	
G	A	B	C	D	E	F#	大調音階
G	A	B	C#	D	E	F	泛音音階
F	G	A	C	D	F	G	五音音階

至於團體的發聲，筆者在工作坊中基於直覺加上理性的判斷後，發現較偏愛以 F 開始的五音階[2]。在所有音階當中，五音階的使用最為普遍，也是偉大的中國音樂傳統除了相隨的哲學

2　此音階由一系列的上升完全五度音程（F C G D A）所形成，這些音程被重新安排為八度音中的音階順序。根據中國音樂理論，這些音程以不斷上升、永無止盡的螺旋樣態發展，可以產生無數的頻率。系列中的第十三個音程超過七個八度音的總音距，這個些微的差距，就是所謂的「畢達哥拉斯音差」（Pythagorean comma）。因此，五音階正是一個可稱為「具超越性」的系統之基礎。請參閱達尼魯（Alain Danielou）所著《音樂及聲音的力量》（*Music and the Power of Sound*）第 29 到 57 頁。

之外，其基礎之所在。國樂理論家將國樂的基本音（名爲「黃鐘」）設定在 F。中國人將此音與土元素連結在一起，而土元素與海底輪的關係密切。受到大自然（也就是大地）的啓發所創作出的最偉大樂曲，或許是貝多芬以 F 大調寫成的「田園」交響曲。傳統的印度古典音樂中，基本音階的第四個音（若以西方的 C 大調音階來看，大約相當於 F）對應的音名是 MA(/ma/)，這個種子音跟 mater，也就是「母親」（女性的生育本能）有關。

以八度音所形成的區間來看，五音階（F G A C D）少了兩個音，即 B 和 E，因此，對應到脈輪架構中心點（心輪）的第四音是 C。對西方人來說，C 也是音樂結構在定義上的中心點。要教人彈鋼琴，首先要講的就是中央 C，而 C 大調完全由白鍵音所組成，如此一來，就在 F（海底輪）與 C（心輪）之間產生所謂「完全五度」的音程。世界上所有偉大的音樂文化，都對此一組合的神聖性懷抱敬意，因爲它代表了泛音系列的第一種變化：第 2 欄與第 3 欄起頭（請看第十二章）。聲音治療師薄惹在說明他的音叉所具有的療效時提到，老子將此音程描繪成陰陽兩種力量所共同締造的宇宙和諧之聲；此音程也是印度神祇濕婆用以呼喚「夏克蒂」（Shakti，女性生殖力量之源）加入生命之舞的聲音；此外，也是希臘的音樂暨療癒之神阿波羅，以七弦豎琴呼喚海豚使者特耳菲（Delphi）時所彈的音。此音程的情感內涵是深度的安定與平和，因此，我們可以在 F 到 C 的完全五度音中休息，就像漂浮在輕飄飄的空氣中，因爲與心輪相關的元素就是風。

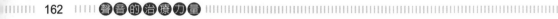

　　五音階也包含了海底輪（F）與眉心輪（F），以及丹田輪（G）與頂輪（G）這兩個脈輪之間的關係，這是因為五音階的前兩個音在高八度（頻率加倍）的地方重複而構成七個音。音階的延展在相當於創造力的丹田輪（低音 G）與相當於溝通力的喉輪（D）之間，以及代表同情心的心輪（C）與代表無條件的愛心與快樂狀態的頂輪（高音 G）之間，產生另外兩個和諧的完全五度音程。最後，在過了八度音之後，高音 G 象徵我們以永無止盡的螺旋向上之姿，進入下一個開展中的意識場域。

　　整個系統如下：

脈輪	音	表徵字
海底輪	F	根基
丹田輪	G	創始
太陽神經叢	A	肯定
心輪	C	同情心
喉輪	D	宣告
眉心輪	F（海底輪往上八度音）	展望
頂輪	G（丹田輪往上八度音）	神性

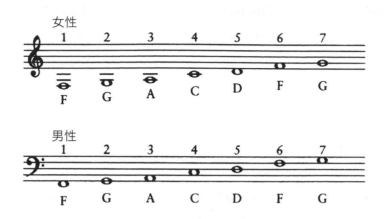

　　基本上，脈輪的發聲有兩個種子音節系統都包含了子、母音：東方是印度譚崔瑜伽，西方則是由聲音治療從業人士開發出來的升頻母音發聲系統（ascending frequency of a vowel）。在前者當中，前五個脈輪的區別在於開頭的子音不同。這裡有一句話可以幫助你記憶五個子音的順序：Let Venus Rule Your Heart.（讓水星統御你的心）。中間的母音是 /a/〔有不斷提到心輪（heart center）的作用〕，後面跟著的是 /m/，此兩者保持不變。但後面兩個脈輪就不是這個模式了，眉心輪用的是 /om/，頂輪則保持靜默（超越聲音之外了）；或者，對頂輪也可以發出長長的如蜂鳴般的 /m/。此處所呈現的西方系統採用了頻率越來越高的母音，前面加譚崔瑜伽的子音變換，結尾處則是對每個組合來說都很重要的 /m/。筆者出於直覺，分別為眉心輪與頂輪加上 /s/ 與 /k/ 作為開頭子音。

脈輪	密續瑜伽	改編西方版
海底輪	Lam/lɑm/	Lum/lʌn/
丹田輪	Vam/vɑm/	Voom/vʌn/
太陽神經叢	Ram/rɑm/	Raum/rɔm/
心輪	Yam/jɑm/	Yam/jɑm/
喉輪	Ham/hɑm/	Haim/hem/
眉心輪	Om/om/	Sim/saɪm/
頂輪	MMMMMM/m....../*	Keem/kim/

＊ 根據譚崔瑜伽系統，頂輪的種子咒語是超出聲音範圍之外的。這裡是以沒有母音的方式來表現，只保留了最後的蜂鳴聲 /m/ 。

單人發聲

　　與前面一樣，你可以選擇站著、坐著或躺著。若是要坐著，請記得使用有直立靠背的椅子，讓背部可以得到支撐，雙腳可接觸地面。雙手微成杯狀，放在下襬處，手心向上，好像要接東西似的。若是站著，姿勢要穩，兩腳分開，雙臂輕鬆地放在兩側，也可以雙手合十放在胸前，成祈禱姿勢。至於躺下，不論要躺多久，都可使用小枕頭來支撐頭部；需要時，也可拿薄毯幫助保暖。還可運用雙手把所發聲音引導至相應的脈輪部位，也就是把雙手輕輕放在要發聲的脈輪附近。以喉輪來說，最容易做到的姿勢，就是讓雙手成杯狀，置於下巴下方。以眉心輪來說，雙手手

掌蓋在閉著的雙眼上，手指伸直蓋過眉毛。至於頂輪，則是將手掌貼近雙耳上方，手指伸直蓋過頭頂。當你心裡想著要把聲音引導到每個脈輪的同時，雙眼要閉著。若使用電子琴或錄音機來幫助自己找到正確的音，則要把器材放在容易拿到的地方。

實際發聲時要緩慢而有節奏。一種方式是，一組五個音，前四個音，每個音兩拍（每拍大約一秒鐘，或稍慢些）；第五個音有拉長的 /m/，則要四拍。可以在每組結束時很快的換氣，或者在第五音發聲之前額外吸一口氣。若想的話，最後的 /m/ 可以拉得更長些。例如：

/lam/	/lam/	/lam/	/lam/	/la-/	/m/
2	2	2	2	1	3

/lʌm/	/lʌm/	/lʌm/	/lʌm/	/lʌ-/	/m/
2	2	2	2	1	3

開頭的子音可以稍為誇大些來加以強化。這一點很重要，因為在譚崔瑜伽中，要藉助子音把聲音引導到不同的脈輪部位。想像一下，每個種子音節都由三段所構成；也可以把咒語當成水果的切片，想盡量從中榨出汁來。就像上面看到的，在每組循環結束時拉長 /m/ 聲，可以使這個過程更具深度，而在停下來時，也會覺得比較自然。若是要對七個脈輪都發聲，那麼每個部位大約進行三到四分鐘。

　　不需每次進行此聲音儀式時，都涵蓋七個脈輪。先前提過，你可以選擇那些與身體或情緒的特定狀況相關、需要治療的部位即可。如果你打算做上數個脈輪，所花的總時間最好別超過三十分鐘；若只是做一個脈輪，則別超過十分鐘。

與一位夥伴共同發聲

　　兩人面對面，各自坐在舒適的椅子上，彼此距離要在雙手能互觸的範圍內，因此，其中一人的雙腿可能會放在另一人的雙腿之間。雙手放在大腿上，以免雙臂感覺疲累。其中一人一隻手掌朝上，另一隻手掌朝下，另一個夥伴的手則相反。發聲時，兩人的聲音要盡量融合在一起，注意力要始終放在發聲所要處理的脈輪上。

　　或者，也可以一個人躺下來，雙手放在兩側，可以是地板、床或治療者的桌檯上。拿個枕頭，讓頭部可以得到支撐。夥伴可以站或跪在身旁，將雙手輕輕放在脈輪部位的左側或右側，最高到第四個脈輪（心輪）。至於最後三個脈輪，夥伴則要站、坐或跪在躺下的人的頭後面，喉輪需要你把雙手放在前胸接近喉嚨的地方，眉心輪放在前額上方，頂輪則是以雙手手掌包覆頭部。若能將你的聲音依序直接引導至每一個脈輪，就這麼做。接受治療撫觸的人，也應同時發聲。

輔助性脈輪發聲

　　還有一種對脈輪發聲的補充做法，是集中進行子音發聲，並伴隨一些母音。這在譚崔瑜伽中，是為了讓人用心在開頭的振動上，目的是要讓每個子音的「聲音果汁」，可以藉著聲音的拉長和誇大被盡量地榨出。每個子音都可伴隨類似太極的動作，使治療工作獲得更大的效果。若整組都做，每個脈輪約需三到五分鐘；若只做一或兩個脈輪，十分鐘便已足夠。

1. 海底輪

⊙ 音：/ʌl-ʌl-ʌl-ʌl……-la/

　　所發出的聲音中要有低沉而共鳴的音質，/ʌl/ 的部分要有強烈的節奏感，大約每秒一拍，或者稍慢一點。/la/ 則是在動作結束時出現，要帶著活力，然後如同嘆氣般地下降、消失。

⊙ 動作

　　左腳在前，右腳在後，向左轉身約 90 度；前後腳的位置可以對調。開始時，將雙手放在兩側。在容許的程度內，身體向前傾，雙手伸向前方的地面，好像要做挖土的動作似的，然後抬起雙手，好像手握著土，同時身體回復直立的體態。兩手回到身體兩側時，手心向上，動作停止，同時頭部抬高，前腳的前半部抬起，腳跟著地。在動作進行時，要有節奏的發出 /ʌl/ 音；動作結束時，要如上述那樣發出 /la/ 音。大約維持姿勢 20 秒，心裡想著把 /ʌl/ 吸進來，並從鼻孔把 /la/ 呼出去。從結束的位置開始，

再次下移雙手，前腳也踏回地面，往下挖土，進行下一次循環。

2. 丹田輪

⊙ 音：/vɪv-vɪv-vɪv-vɪv/

在此，你可使用任何發得出而且感覺不錯的音高。這個聲音有點像蟲鳴。雙唇要彼此靠近，感覺一下雙唇的振顫，很快地發出 /vɪv/ 音（約每秒四次），並且視需要換氣。每輪結束時，讓聲音漸漸消失。

⊙ 動作

以平常的站姿站立，雙腳平穩，雙膝放鬆，雙手放在身體兩側丹田輪部位的高度（腰圍附近），手心向下，距離身體兩吋（約 5 公分）。雙手往前伸出，好像要在身前交叉，但在相觸之前，將手指向外，成祈禱的手勢，兩手相距約一吋（2.5 公分）。接著，雙手從身前往外移動，兩手分開，手心向下，兩手保持在丹田輪高度。在最後這個部分，兩手分別劃出弧形，回到一開始的位置。在做這整個動作時，都要發出 /vɪv/ 種子音節，並如上述漸漸消失。每回結束時，暫停一下，在心裡傾聽此聲，感受此聲還在雙唇顫動。這一回與下一回之間要暫停約 10 秒鐘。

3. 太陽神經叢

⊙ 音：/ə-ə-ə-ə……-ra/

在此，你可使用自己覺得容易發出的聲音。發 /ə/ 時，節奏要緩慢而有力，好像你感到洩氣似的。在每一輪結束，發聲

/ra/ 時，同樣要有力，並隨著氣息用盡，聲音也要跟著下滑。

⊙ 動作

開始時，雙手放在身體兩側，手心向後，往外抬起雙手，同時移到身體的稍後面。雙手保持在太陽神經叢的高度，以類似畫圓的動作引至身體前方。當雙手在身前相遇時，手心翻轉向上，但仍在太陽神經叢的高度。到目前為止，動作的過程中一直重複發 /ə/ 音。手心要翻轉時，做出稍向外推的動作，好像要把污濁的能量送出去。手心向外推的同時，如上述方式發出 /ra/ 音。

手心保持向上，心裡想著將 /ə/ 吸進來，並把 /ra/ 呼出去，如此約 20 秒，然後再進行下一回。重新開始前，雙手先緩緩放下，手心向後如同前面。

4. 心輪

⊙ 音：/ja-ju/

發這兩個種子音節時，開頭都要先拉長 /j/ 音幾秒鐘，然後才換成母音。開始的音是相對的高，但聲音不可拉緊。但當母音一出現，就要讓聲音帶有渴望、呼喊的特性，如氣笛般向下滑，這樣會讓你的身體同時接收到多頻的聲音，這些聲音當中，有些顯而易「見」，有些則不是那麼明顯。

⊙ 動作

開始時採一般站立姿勢，雙腳與肩同寬，膝部放鬆。右手握拳，放在胸口；左手打開，放在右手上方，但不與右手接觸。右手以中等力量擊胸骨三次，可促進胸腺活化，而胸腺又與免疫系

統有關。這樣做也表示打開心胸,而在接下來發聲時,進一步觀想聲音由此處傾瀉而出。將右手打開,翻轉並分開雙手,雙掌相向,好像在頭上抱著一顆越來越大的能量球。抬起頭來,看著這顆球。當你做出這個開展身體的姿勢時,發出 /ja/ 聲。發聲後,暫停幾秒鐘,接著,以同樣的方式發出 /ju/ 聲,同時雙臂沿著彎曲的路線落下,就好像面前有個體格碩大的人,而你想深深地擁抱他。將雙手移到胸口,右手碰著身體,左手在右手上面。在兩回之間的靜默中,心裡想著將 /ja/ 吸進來,將 /ju/ 呼出去,這樣進行 2、30 秒,然後進行下一回,從擊打胸口開始。

5. 喉輪

⊙ 音:/ha/
這完全靠氣音來做,因為 /h/ 音是主要部分。

⊙ 動作
採取一般站姿,雙臂完全伸直,手心向下,雙手大約與地面成 45 度角。將吸氣拉長的同時,雙手慢慢收回肩膀側邊約六吋(15 公分)的地方。喉嚨保持開敞,將氣音 /ha/ 送出,清洗此處脈輪,同時慢慢將雙手推回一開始的位置。不需暫停,只要以穩定的節奏持續這個模式即可。

6/7. 眉心輪／頂輪

⊙ 音:/m/(低哼)
低哼的聲音也要嘹亮,如此才能向上竄入頭部。想做到這一

點，臉上要帶著微笑，想像自己的嘴角上揚，聲音便會跟著上揚。

⊙ 動作

可站著或坐著進行。將雙手手指依下面指示放在頭部：拇指放在臉頰上部，食指與中指放在眉毛上方，無名指放在兩眉之間，小指放在鼻梁上。開始發 /m/ 聲時，無名指要短暫地對眉心輪施以少許壓力。一邊低哼，一邊將雙手從頭部向上移開，就好像頭正在脹大一般。讓雙手在頭的上方成祈禱姿勢，但互不碰觸。視需要做換氣，繼續發出 /m/ 聲，然後將雙手下拉，掠過髮稍，放到一開始的位置。兩回之間的短暫時間，專心以鼻子呼吸。

集體自然發聲

這個儀式與第十章所講的集體即興歌唱，基本上是相同的。同樣的，一群人緊密的圍成圓圈，雙臂環繞彼此的腰際，大家選一個母音，通常是 /a/、/o/ 或 /u/ 。數到三，大家立即發出各自的聲音。在相互影響之下，以整群人的聲音協調為目標，讓聲音沉澱下來，成為和諧平穩的一個音。成員們可因直覺的吸引而形成共同而單一聲音的型態。在效果上，這便成了團隊的聲音，可以在稍後團體發聲時使用。或者，聲音的型態也可以是某個單純和諧的主和弦或三和弦（triad），後者常被稱為自然和弦，這是因為在泛音系列的第三個八度音的前面便發現這個和弦了（請看

第十二章）。不論是使用兩者中的哪一種方式，團隊的聲音得以聚合起來，都會加深成員們的團結，也帶領他們進入深度的冥想狀態。在這樣的狀態下，他們應可直覺地知道何時該停止發聲，並保持安靜地站立。要結束冥想，最好是用柔和的鈴聲。

種子音節發聲

若使用上述各種方式對脈輪發聲，所產生的是一種以種子音節構成的聲音語言，能將聲音引導至二或三個能量中心上。以效果上來說，這些種子音節可以根據你的需求加以裁製。可以用子音作為開端，隨後是母音，結束時可能是另一個子音（通常是/m/），但不一定要有。使用的子、母音則限於「對脈輪發聲」那一節所介紹的那些，如下：

子音：/h/　　/k/　　/l/　　/m/　　/r/　　/s/　　/v/　　/j/

母音：/ʌ/　　/u/　　/o/　　/ɔ/　　/a/　　/e/　　/ɛ/　　/aɪ/　　/i/

組合後，不用構成一個已知字，也無須具有意義；除非你想賦予所創之聲一個意義，那麼情況便除外，其結構取決於你想活化的能量中心為何。這個方式與美國原住民美繪之箭（Beautiful Painted Arrow）在其著作《生存與振動》（*Being and Vibration*）中所教的類似。他說，只要個別聲音的意義及所

可能具備的效果是受到理解的，那麼任何字都可因此具有莊嚴的
意涵、可加以唱誦。這裡有幾個例子：

/l/（海底輪）	+/e/（喉輪）	+/s/（眉心輪）
/v/（丹田輪）	+/a/（心輪）	+/k/（頂輪）
/r/（太陽神經叢）	+/u/（丹田輪）	+/m/（所有部位）
/h/（喉輪）	+/i/（頂輪）	+/r/（太陽神經叢）
/k/（頂輪）	+/a/（心輪）	+/m/（所有部位）

　　我們好好看一看最後這個例子，CALM（鎮定，平靜）這
個字。CALM 本來應該與放輕鬆，將憂心之事放開有關，但開
頭卻是爆破音 /k/，這一點與 psalm（/am/，聖歌）和 balm（/
bam/，香油，慰藉物）這些讓人自然感到安慰的「姊妹」字並
不一樣。事實上，當出現具壓迫性的狀況時，我們常會說「要保
持冷靜」（Keep calm），這句話使 /k/ 的力量得以加倍（譯註：因
兩個字都以 /k/ 開頭）。因此，所謂鎮定，不僅是內心平靜而已，
也代表能徹底警醒，這是一種具有活力的放鬆狀態，在此狀態
下，你對所發生的任何事情已有所準備。

　　/kam/ 這個音可以用來打開心胸。若原來抱有任何冷酷之
情，開頭的 /k/ 便可加以穿透，接著的 /a/ 會與嚮往和諧的心情
起共鳴，而 /m/ 則帶來深深的平和與寧靜。正如第八章所介紹的
慟哭那樣，後面不接母音而發出 /k/ 時，要具有一定的力度，好
讓衝擊波可以沿著脊柱往下傳，到達與心輪相連的腺體胸腺。這

個腺體是重要的生命力中心，其名由希臘字 thymos 衍生而來，而後者的意思是「生命力」。腺體對維持免疫系統的功能具有重要作用，尤其是在預防癌症方面。人體運動學的測試顯示，以指尖或拳頭敲擊胸腺，可以強化胸腺的功能，提高你的生命力。這個動作可以呼應有信仰的人在請求寬恕（此時要打開心房）時，一邊說「我的過失」，一邊所做的手勢。

在發出這個強力種子音節時，請加上這些動作：

/kam/ 儀式

1. 如以往一般站立，雙腳與肩同寬，膝部放鬆。開始時，雙手舉起，置於身體稍前方，掌心相對。用深呼吸的技巧做吸入動作，同時將雙手慢慢移向胸口，右手漸漸握成拳頭，但無須堅實。當雙手距離胸口約一吋（2.5公分）時，握拳的手要平穩確實地敲擊胸骨，同時發出尖銳的 /k/ 音，就像以 /k/ 音刺入胸口一般。

2. 發出 /k/ 音後，接著便是 /a/，再來是 /m/，直到氣息用盡。同時，展開握拳的手，雙手下移，再向外移，在空中畫出一個圓。這當中有一段安靜的時間，可以如常的呼吸。當畫圓的雙手回到開始的位置（頭上之前部），便開始吸氣，並再次將雙手移向胸骨。如此循環進行，但不要超過十分鐘。結束時，坐下並進入冥想狀態。

　　筆者鼓勵讀者自行以不同的子母音做嘗試，找出適合治療的組合。任何可以打開心胸，讓我們能信賴自身直覺的做法，都非常歡迎。相關的身體動作也可能自行出現，應容許進一步發展。

對身體器官進行發聲

　　中國的道家傳統中，有一種維護健康、返老還童的方法，稱為「療癒之道」或「道家密技」，其中便牽涉到發聲治療。這套方法配合動作，目的是要消除積存在器官中的壓力、緊張或疼痛。根本上，這套方法是要使積存的熱被釋放出來，讓受壓部位得以降溫，也可以用來治療與器官相關的病痛[3]。以下各種情況，除了最後一種（第 180 頁的「三焦」）外，其餘的發聲都是坐在有靠背的椅子上進行。讀者必須將所有的注意力放在要調理的器官上，讓聲音受到心理上的影響而被引導到該處。

　　下表列出器官、聲音與相關病痛的對應關係，動作則描述在後。

....

[3]　另有一種中國古法，同樣也對身體各部位進行發聲，叫做「道音法」（Tao Yin Fa），要做的動作更多，很值得深入探索。此方法在馬芒（Fabien Maman）的著作《提升人體頻率：氣功與細微身》（*Raising Human Frequencies: The Way of Chi and the Subtle Bodies*）中有介紹，可參閱建議書單。

道教的治療之聲

器官	身體病痛	心理困擾	聲音
肺臟	哮喘，感冒	消沉	/s-/
腎臟	疲勞，暈眩	恐懼	/wo-/
肝臟	消化方面的狀況	憤怒	/ʃ-/
心臟	喉嚨痛，感冒的疼痛	不耐	/hɔ-/
脾，胃，胰腺	噁心，消化不良	憂慮	/hu-/

一般性指引

⊙ 肺臟

坐在直背椅上，兩腿稍開，雙手放大腿上，掌心朝上。雙手慢慢抬起，同時兩眼看著雙手的動作。眼睛可張開或微合。手觸及頭頂時，要翻轉手掌，使雙手手指相向，手心朝上。雙手之間要有些距離，大約分別在兩肩上方處，這樣胸腔才有擴張的空間。舉起雙手時，要以第五章所說的方式吸氣。接著以嘶嘶聲 /s/ 放氣，嘴巴幾乎是合起來的，以便蓋住聲音，但在體內的強度卻很高，同時雙手往天花板的方向推。盡量往上推，胸腔要有擴大的感覺，但須在感覺舒適的範圍內。記得，注意力要放在肺部，但雙眼仍注視著雙手，因此頭部向後傾斜的幅度頗大。氣用完時，將雙手慢慢移回一開始的位置（大腿上），同時正常呼吸。回到定位後，在重複下一輪之前，先暫停一會兒。最多進行不超過九次。

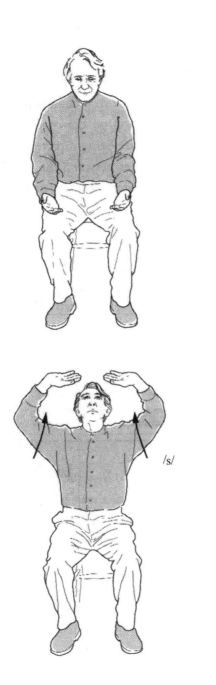
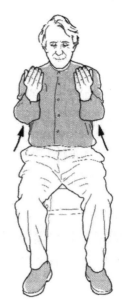
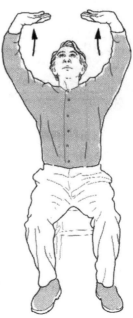

/s/

⊙ 腎臟

一開始的姿勢與肺臟相同，接著，將雙腿併攏，身體向前傾，雙手抱緊膝蓋，手肘打直，頭部稍微抬高。這段時間，仍以平常的方式吸氣。吐氣時發出的 /wo/，氣聲程度要高，就好像用力低聲說話一般。同時，腹部肌肉要往腎臟部位做徹底的收縮。結束時，慢慢回復前述一開始的姿勢，同時正常呼吸。在重複之前要先暫停一下。最多進行不超過六次。

⊙ 肝臟

以標準姿勢坐著，兩腿稍開，雙手放在大腿上，慢慢抬起雙手，稍微向外，在空中畫一個圓。以雙眼眼角盯著這個動作，頭

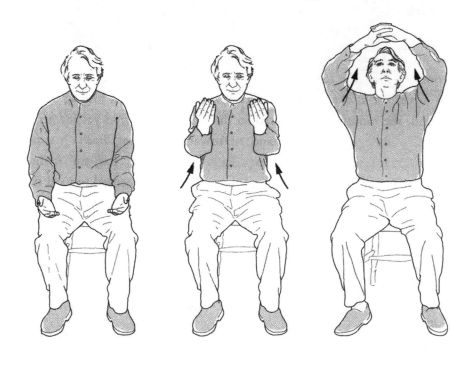

部因此跟著抬高。當雙手在頭的上方互相接近，圓快畫完的時候，將兩手手指交叉，接著翻轉手掌，使手心朝上。在此之前，同時進行吸氣，準備發聲。手指保持交叉，將右手掌往上推，雙眼始終盯著雙手看。這樣做的目的，是在身體右側為肝臟挪出空間來。做這個上推動作的同時，在體內發出有力的 /ʃ/ 音，好像汪洋大海所發出的聲音一般，這時嘴巴跟閉著沒什麼差別，所有的氣息都已用盡。以反方向畫圓的動作，慢慢將雙手移回大腿，一邊正常呼吸。這樣做最多不超過六回。

⊙ 心臟

肝臟的做法對心臟也同樣成立，只是雙手角色互換，也就是

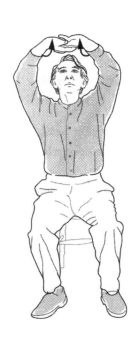
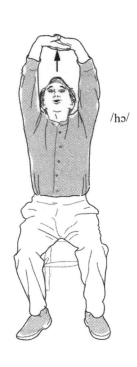

/hɔ/

往上推的是左手掌。發出的是氣音極為明顯的 /hɔ/，效果則類似於 /hu/。不過要確定發出的真的是母音 /ɔ/。

⊙ 胃／胰腺／脾

開始時採正常坐姿。手指彎曲，指尖放到肚臍與胸骨之間，中央稍微偏左的地方，這裡就是胰腺和脾所在的位置。接著深深吸氣。當你帶著飽滿的氣量，從喉嚨深處發出 /hu/ 時，腹部肌肉收縮，同時將指尖輕鬆推入這個部位。結束時，恢復正常呼吸，雙手放到大腿上。這樣做，最多不超過六回。

⊙ 注意事項

1. 兩回之間，空出 2、30 秒，並將注意力全部放到對象器官上。

2. 如果你想對五個器官一一進行發聲，則每個器官只能做三次。

還有第六個位置，但西方醫學並不將其視為臟器。在中國醫學中，這個部位與血液循環和性能量有關，稱為「三焦」。

⊙ 三焦

平躺下來，以枕頭支撐頭部。這個方法的好處之一就是可誘發出深度放鬆的狀態，有助於入眠，所以也可直接在床上進行。雙手放在兩側，掌心朝上，閉上雙眼，深吸一口氣。吐氣時，露出牙齒發出高音的 /hi/ 聲。同時，有系統地運用肌肉，讓胸部、太陽神經叢、腹部依序有被撫平的感受。每一回結束時，正常地呼吸，將所有相關肌肉徹底放鬆，注意力放在自覺為身體中心的部位。這個練習不要一次做超過六回。

12.

泛音發聲

　　所有因規律振動所產生的聲音，尤其是人聲和樂器聲，都是由一個基本音伴隨許多此音所衍生的較高頻率（稱作泛音）組成的，也就是說，泛音比所發基本音的音高還要高，音樂家稱之為諧音／泛聲，物理學家則稱為諧波。在正常情況下，人的耳朵所聽到的基本音與其泛音，是單一但結合了豐富內涵的聲音。我們可以將泛音所呈現的型態（花樣）比擬為 DNA，或者是聲音的基因藍圖，因為這些型態決定了聲音的質地、色澤，也就是音質（音色）。要區分樂器的聲音，可由泛音的上升型態來判讀。例如，小號與小提琴可以發出同樣的基本音，也就是以每秒 256 次的頻率振動，但它們的音色卻截然不同。人的聲音也是如此，因為人聲的差異很大，保全方面可用聲紋來鑑別身分。這種差異可以從個人較強泛音的分佈範圍，或缺乏強音的情況看出。我們在聽人聲和音樂時，會把泛音當成是理所當然、應該有的部分；但若泛音不見了，或是將它們由聲音中移除時，我們便會認識到泛音確實存在。譬如，電視台不廣播時所發送的單調正弦波，或機場裡作為指示之用的電腦合成語音。另一方面，我們可以很清楚地聽出如帕華洛帝這樣的歌者，其歌聲中的泛音，這是因為他發出母音的方式具有豐富性。

　　如果說人的聲音是大自然所賜予的治療工具，那麼泛音便是它的光環，它的生物能量場。泛音讓聲音變得「有機」起來，使其充滿「維生素」和「礦物質」。在較高音的層次，我們還可以將其比喻為天使團所唱出的樂音。我們可以理所當然的說，有意識地發出泛音（就是讓個人的合音可以被聽到，因此能夠加以強

化），能夠增加聲音在某些方面的治療力。以泛音形式存在的高頻聲，可以爲大腦皮層充電，中樞神經系統也可因而得到充電。泛音發聲是集中心神的有力方式，可以減少腦波的活動，而要產生清晰可聞的諧音，必須要專注，這也可使人進入深度的冥想狀態。

　　要發出泛音，最好的基本音選擇是在自身音域中段，也就是C音與高於C的第一個G之間的音。對女性來說，通常是中央C；對男性來說，則是低八度的C。以聲學來看，雖然基本音越低，可能發出的泛音越多，但基本音也不能太低，否則便不容易聽到泛音。可以自行測試，決定哪一個才是最適合自己的音。第184頁的圖表包括了從C到下一個G之間的八個音所帶頭的十音泛音序列。

　　以下的五線譜中是C帶頭的泛音序列，共跨越了四個八度音：

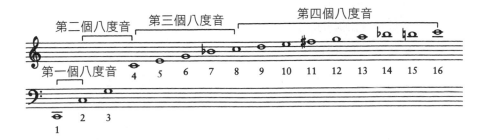

泛音序列

1	2	3	4	5	6	7	8	9	10
C	C	G	C	E	G	Bb	C	D	E
Db	Db	Ab	Db	F	Ab	B	Db	Eb	F
D	D	A	D	F#	A	C	D	E	F#
Eb	Eb	Bb	Eb	G	Bb	Db	Eb	F	G
E	E	B	E	G#	B	D	E	F#	G#
F	F	C	F	A	C	Eb	F	G	A
Gb	Gb	Db	Gb	Bb	Db	E	Gb	Ab	Bb
G	G	D	G	B	D	F	G	A	B

　　這些上升序列的每一個，都剛好涵蓋三個八度音。第一欄是第一個八度音的開頭音，第二欄是第二個八度音，第四欄則是第三個，第八欄是第四個。在此列出這些資料，是想給有興趣的人參考，但究竟自己所發出的泛音屬於哪一欄開頭，不一定要很清楚。如果弄清楚這件事對你來說很重要，那麼請尋求對泛音發聲方法有專長的老師的指引（請看參考資源）。請記得，發聲這件事，許多都牽涉到直覺，也就是說，必須經過嘗試、發現的過程，先選出自己的基本音，然後看看要讓什麼樣的泛音出現。要了解自己所發的泛音是哪一欄開頭的，基本上只是音樂上的考量，這一點跟哪個泛音在你體內造成治療共鳴的感覺是兩回事，應該分開來看。

　　在聲音治療上，泛音發聲比一般發聲更難捉摸，所以開始時更需要有所準備。首先，你的肺活量要夠，而且要能夠保持這樣

的肺活量。要做到這一點,請回頭翻閱第五章關於呼吸技巧的部分,做些呼吸練習後再開始。

　　以下的練習可以幫助你放鬆下頦、舌、唇,對泛音發聲來說,是必要的練習。

泛音發聲的預備練習

1. 用第八章自然聲在無意義的話及打呵欠的練習作為開始。

2. 嘴巴要張得頗開,讓下巴能夠放鬆,以自身音域內的低音發出母音,並如氣笛般向上揚起,然後往下。過程要慢,但要一口氣內做完。雙臂放輕鬆,隨著聲音同步上下擺動,可以上舉,同時向前,或者往外向體側(端視你的喜好),當母音的氣笛聲到達最高時,雙手也要在頭部上方的高處。使用 /ʌ/、/u/、/o/、/ɔ/、/a/、/e/、/ɛ/、/i/ 這些基本母音,輪流進行。很自然的,嘴形會隨著母音的不同而出現變化,但在不覺得不舒服的範圍內,仍要盡量張大嘴巴。

3. 再來,選一個容易發的中段音。將子音 /j/ 與任兩個母音結合起來,要誇張點,快速接連地來回重複發聲,這會讓下巴和舌頭得到相當程度的放鬆,例如,/ja-ju/、/ji-jo/、/ju-jɔ/ 等等。

4. 要放鬆嘴唇,也是類似做法,以中段音發出子音 /m/ 與母音的結合音,可以一直重複用同一個母音,也可以在兩個母

音間交換。以中等速度重複。例如，/mu/、/mu/、
/mu/……，或 /mɔ/、/mɔ/、/mɔ/……，或 /mæ-mu/、/mi-
mo/、/maɪ-mɪ/……。嘴形經常閉著，只需露出個小圓孔，
因此聲音應該不大。嘴唇的動作要誇張點，將聲音上推到
鼻腔，發出鼻音來。一般來說，/m/ 音從頭到尾都是以低哼
的方式發出來的，請設法做到。你可以觀想聲音從鼻子發
出來，聽來有點像單簧口琴（jaw harp）的聲音，也讓你有
機會可以對泛音得到一些感覺。

5. 請依照第五章 /gɪŋ gæŋ gʌŋ/ 練習的程序，打開喉嚨，並在
後面加入低鳴的部分。

注意：上述所有的練習中，都要先深吸一口氣，再進行練習，
　　　直到氣息用盡，然後暫停，以正常的方式呼吸一會兒，
　　　再繼續進行。

泛音的發聲

一號嘴形

要發出較寬廣的母音範圍，基本上有三種嘴形。第一種嘴形
所發出的是較低沉的泛音，這時嘴巴就好像含著一顆很圓的網
球，同時想像自己在做漱口音的練習，讓喉嚨保持開著。舌頭放

在下顎、下排牙齒後方內側。開始時，嘴唇稍微往前噘起，像是吹口哨的嘴形，以便發出母音 /o/ 。將氣息灌注到鼻腔裡，以鼻音發出 /o/ 。接著，唇形保持不變，慢慢將嘴唇上拉，變成像在微笑的樣子。原本的 /o/ 會發生變化，並且出現一短促而上揚的泛音序列，就好像以慢動作說出 WOW（/waʊ/）這個字。再來，反向做嘴唇的動作，泛音會往下降。從口哨的唇形轉成微笑的嘴形，也可以用來發出 WHY（/whaɪ/）。WHY 這個字特別具有力量，因為它涵蓋了從 /u/ 到 /i/ 的母音，相當廣泛。能夠特別想想這些音，對於發出泛音很有助益。關鍵在於，要把這些字拉得很慢、很長，約達 10 秒鐘之久，如此，便有機會看到所造成的差別。

二號嘴形

這是一號嘴形的變化。嘴形不變，喉嚨也要保持開著，嘴唇與舌頭的動作則有所不同。開始時，嘴唇成吹口哨型，發出 MORE（/mor/）這個字。要先從身體裡發出 /m/ 的低鳴，接著慢慢將嘴唇噘起，並保持不變，想像自己在模仿魚的臉形。當你從 /m/ 換成 /or/ 而向外發聲時，唇形的圓洞也打開了。同樣也是鼻音，將聲音從鼻腔送出，這樣有助於發出泛音，因此，這裡的 /r/ 是有著鼻音的 /ə/ 。要發出這樣的 /ə/，舌頭要往前往上，碰觸到上顎。然後，你還可以把嘴唇前後移，同時舌頭往前往上、往後往下移，便可發出一序列上下移動的泛音，也就是在 /mo/ 與 /ə/ 之間作變換。

三號嘴形

這個嘴形可以發出較高頻的泛音，仍是嘴裡好像含著球，喉嚨打開，嘴唇像要吹口哨似的。不同的是，舌頭的動作要大些。舌頭輕鬆地置於上排牙齒內側，然後進行很緩慢的前後滑動，這樣做出泛音的變化。如果要嘗試的話，可以把 NEAR（/nɪr/）這個單音節的字以很重的鼻音發出。如同前面所做的，像魚一樣將嘴唇噘起。/n/ 這個音有助於發出鼻音。為了使效果出現，在發出聲音時，請讓 /n/ 具備鼻音的色彩。一發出 /ɪr/ 之後，請設法在 /ɪ/ 與蜂鳴般的子音 /r/ 之間保持平衡，再來就讓舌頭前後滑動以做出變化。這個舌頭滑動的動作，也會很自然的出現在 WORRY（/ˈwɜrɪ/）這個字的字音裡。請注意，/r/ 音對整個過程具有相當大的影響，而且發聲時，嘴唇必須形成噘起的嘴形。在此，舌頭開始時是位於下排牙齒後方，向上升到上排牙齒內側，最後則向前方牙齒移動。這個動作可以涵蓋的泛音，由低音到高音，跨越相當廣泛的範圍。從高音下滑到低音的過程，舌頭與嘴唇的動作則是剛好相反。

　　最後，還可以將這三種嘴形合併起來，特別是舌頭，從下頜牙齒內側往上往前到上顎牙齒內側，如此可發出最完整的泛音。要做到這一點，可以試著慢慢以鼻音發出這個三音節的字：ORNERY（/ˈɔr-nə-rɪ/），同時要注意做到前面提到的所有指引。

　　要讓自己較容易聽到泛音，以下的做法會很有幫助：一隻手掌微成杯狀，將主要耳朵（右耳）的耳垂往前推，另一隻手掌也

微成杯狀，放在嘴巴前方數英吋（十幾公分到二、三十公分）之處，如此，聲音便會被杯狀的手掌轉向，直接進入主要耳朵內。

　　如果你能相當程度地掌握到這些技巧，對於泛音便會得到某種程度的控制，如此一來，若覺得某個泛音會特別為你的身體或心理帶來具治療效果的共鳴，便可加以維持。毫無疑問的，這需要多多練習；如果有老師指導，好處會更多。

總結

1. 在泛音發聲上，控制腹部肌肉以維持呼吸順暢，是不可或缺的一環。在實際發出泛音之前，請先做過預備性的呼吸練習。

2. 要讓發聲器官的每個部分處於放鬆狀態，特別是下巴、喉嚨、舌頭。

3. 口腔內的渾圓型態要設法維持，唇形要保持堅實。

4. 將聲音投射入鼻腔，讓發出的泛音能更洪亮。以鼻音進行發聲是很重要的部分。

5. 要想更清楚地聽到所發出的泛音，可以採用右耳成杯狀、左手放在嘴巴前方的做法，使聲音轉向。

6. 將基本音保持在適度音量內，會比較容易聽到泛音。別發出太大聲的基本音，使得泛音被蓋過而無法聽到。

參考資源 [1]

人聲以外療法選介

星體音學（Astrosonics）

發源於一九七〇年代早期，經過何履斯（Michael C. Heleus）開發周延的星體音學，是研究行星與其他星體和地球之間的關係，並以聲音加以表達的學問。研究星體音學可以了解天體聲音的特性，使得占星學成為可以親身體驗的學問。將一個人的命盤化為聽得到的振動模式，可以喚醒原本存於內在的種種，使人可以感應到自身的人生目的，有助於開展性靈。

聯絡地址：

Michael C. Heleus

Astrosonic Services

2980 W. Foothill Drive

Phoenix, AR 85027

電子郵件信箱：mheleus1@cox.net

譯註

[1] 此處資料，若沒有標明國家者，皆為美國當地之資源。

生物聲學（bioacoustics）

這項聲音療法是由美國人愛德華茲（Sharry Edwards）所發現並加以開發的。此法採用人聲音譜分析的方式來辨認、找出發生在體內的音頻交互作用狀態，並進行解讀。具體地說，他們對人的語音進行檢驗，找出遺漏、不協調、重複出現，或者破裂的音高、八度音階及音符，然後使用頻率產生器，以低頻音的型態，將所發現的特定音符反饋到此人所在的環境中。這是因為原本漏失的頻率，正是此人恢復身體健康所需要的。此療法對於原子重量、行星軌道、音階、腦波之間的相關性也有所證實。

聯絡地址：

Sound Health Research Institute

P.O. Box 416

Albany, OH 45701

電話：(740) 592-5115

傳真：(740) 592-6116

網站：www.soundhealthresearch.org

聯絡地址：

Elaine Thompson/Robert Firkin

Vibrational Retraining

Glynswood House

32 St. Anne＇s Drive

Oldland Common

Bristol BS30 6RB

UK

電話：01179 148683

傳眞：01179 873924

電子郵件信箱：elaine.thompson@ukonline.co.uk 或
robert.12@ukonline.co.uk

網站：www.ukonline.co.uk/members/elaine.thompson

物質波動學（Cymatics）

這是根據瑞士科學家堅尼（Hans Jenny）（請參考建議書單）的研究而發展出來的學問。堅尼在許多實驗中示範並證實了振動具有一種力量，可基於物質的成分特性來形塑物質。Cymatics 這個字的意思是「波形」，由該領域最早的實踐者曼訥茲（Peter Guy Manners）醫師最早採用，這門學問基於這項原則：每一個細胞、器官、每一條肌肉、組織，都以各自的頻率或聲音模式在進行振動，而如果其中任何一個的振動頻率不再準確，人便會生病或感到不適。曼訥茲醫師還爲一些病痛計算出其發生的頻率，其中也包括精神層面的問題。使用曼訥茲醫師特別設計的波動器，可以將適用於對象正常身體狀況下的頻率釋入體內，藉由共鳴原理的作用，被治療的部位便會恢復爲正常的頻率，獲得健康。

聯絡地址：

Dr. Peter Guy Manners

The Bretforton Scientific & Medical Research Trust

Bretforton Hall Clinic

Bretforton near Evesham

Worcester W11 7JH

UK

電話：01386 830537

傳眞：01386 830918

電子郵件信箱：info@cymatherapy.com

網站：www.cymatics.org.uk

電子水晶療法（Electro-Crystal Therapy）

此法由歐菲爾德（Harry Oldfield）設計開發而問世，是運用水晶、礦石、寶石（這些物件事先都以電子方式施用各種脈衝重複頻率激化）來診斷及治療的方式。由於結合了脈衝化的高頻振動與水晶，讓療癒的範圍得以擴大。此方法在治療各方面失調狀況上有頗高的成功率，治療的層次甚至可達多發性硬化症。

聯絡地址：

The School of Electro-Crystal Therapy

117 Long Drive

South Ruislip

Middlesex HA4 0HL

UK

電話／傳眞：0208 8411716

電子郵件信箱：info@electrocrystal.com

網站：www.electrocrystal.com

鑼聲療法（Gong Therapy）

據鑼聲療法知名執業者康羅克（Don Conreaux）表示，要由鑼的共鳴中得到力量及功效，根本關鍵在於讓人完全浸潤在一層又一層的健全細胞增生狀態中，達到充分飽和的地步。鑼聲一般都是基於此一音樂原則而出現：同樣振幅的聲音讓共鳴得以持續，且因

彼此加強而產生具有累積效果的聲音。這是鑼所具有的獨特現象，也同時將人的肉身、精神、情感、性靈各「體」之組成所發生的情況，忠實地複製並重現。

聯絡地址：

Mysterious Tremendum

Box 318 Village Station

New York, NY 10014-0318

電話：(212) 715-6852

傳眞：(212) 645-8159

電子郵件信箱：gongman@escape.com

網站：www.holistic-resonance.com

心象與音樂之引導探索（Guided Imagery and Music）

一開始的研究與開發工作，是由邦尼（Helen Bonny）博士在美國所完成。此方法採用古典音樂和放鬆技巧來幫助病患，讓他們得以探索深層意識的圖像。不論是私人執業或是機構，此法可應用的範圍頗廣，可讓人緩解和憂鬱、壓力相關的，以及不正常的飲食、藥物成癮、身體與情感所受之傷害，還可應用於探索內在世界和開發創造力。

聯絡地址：

The Bonny Method of Guided Imagery and Music

MAIA UK & IRELAND

Information Officer

電話：01422 842 093

電子郵件信箱：maiauk@eggconnect.net

Association for Music and Imagery

P.O. Box 4286

Blaine, WA 98231-4286

電話／傳眞：(360) 756-8096

電子郵件信箱：ami@nas.com

網站：www.bonnymethod.com/ami

國際藍道瑪研究院（International Lambdoma Research Institute），希羅（Barbara Hero）

形似希臘字母「藍達」（lambda）的「藍道瑪」，又稱爲「畢氏表」（Pythagorean Table），代表了泛音與低音兩序列的無窮個音樂比率，以音樂來模擬宇宙，是個具有深度的縮影。數學家暨視覺藝術家希羅研究此表已多年，發明了藍道瑪矩陣電子琴，這個樂器可以將這些音程的聲音投射出來，不僅以聽覺型態，也以視覺型態來表現。她製作了一系列的錄音帶，以不同型態表現「藍道瑪」頻率，並且經由實驗，相信這些錄音帶可以讓使用者治療自己，尤其還具有使脈輪共鳴、穩定脈輪的功效。

聯絡地址：

Barbara Hero

Founder/Director ILRI

496 Loop Road

Wells, ME 04090-7622

電話／傳眞：(207) 646-7950

電子郵件信箱：hero@cybertours.com

網站：www.lambdoma.com

一弦琴桌（Monochord Table）[2]

由巴爾大學（University of Basle）臨床音樂治療師馬茲（Joachim Marz）所發明的一弦琴桌，是樂器的一種，形似桌子，共鳴箱則狀如圓桶，有著許多弦，都定音在 D 和 A 之間的純五度音（perfect fifth）。其設計是以特定的和聲及泛音滲入躺在桌上的人體，使其感官被具有療癒力的聲音所包覆。這種治療方式被運用在許多方面：從懷孕期遇到困難的母親，到承受壓力的企業主管。由英國音樂家斯拉妮（Sonia Slany）所製作、標題爲「一弦樂」（Monochord Music）的錄音，已由 Village Life 發行（www.jazzcds.co.uk/artist_id_131）。

聯絡地址：

Joahim Marz

Dorf Strasse 40

5326 Schwaderlauch

SWITZERLAND

電話：00 41 56 250 3117

傳眞：00 41 56 250 3116

電子郵件信箱：j.marz@gmx.ch

....

譯註

[2] 若其有許多弦，且發出特定和聲，似應翻譯成「單一和弦桌」較爲貼切，而下面的錄音則應翻譯爲「單一和弦音樂」。但因譯詞「一弦琴」常見又簡短，且該樂器與一弦琴之關聯尚不明朗，故仍暫用之。

西藏頌缽

西藏頌缽是由五個或七個金屬片（有時則是九個）所組成。頌缽的厚度各有不同，以便產生各種音色與泛聲。可以木棒摩擦缽緣，或敲擊側邊來發聲。頌缽普遍作為一種「聲音按摩」的方式，可讓人得到深度放鬆與平靜，也被用來作為音樂治療的方式，施用於身心障礙人士身上。聲音的脈動釋放出泛聲，穿透人體光環，進入各脈輪中心。這個過程會改變被治療者的意識狀態，使之轉為頻率較低的阿法波及西塔波，特定的療癒過程因而得以出現。頌缽治療藝術的演奏大師貝理（Frank Perry）聯絡方式如下：

聯絡地址：

Frank Perry

3 Drake Close

Ringwood

Hants BH24 1UG

UK

電話：01425 470168

電子郵件信箱：Frank@frankperry.co.uk

網站：www.frankperry.co.uk

湯馬提斯法

這個方法因法國神經學家暨耳科專家湯馬提斯（Alfred Tomatis）教授而得名，是將具有正面效應的聲音過濾給患者聆聽，用來醫治學習困難、專心度和記憶力低落、精神消沉、慢性疲勞、耳鳴、免疫功能失常等，並對腦部功能具有普遍提升的作用。已證

實這項方法對於兒童十分有效。此法所根據的原則是：耳朵的主要作用是為大腦的新皮層（也因此就對整個神經系統）充電。湯馬提斯博士注意到，當嬰兒還在媽媽肚子裡時，是媽媽聲音中的高音支持並鼓勵了孩子。舉例來說，如莫札特及葛利果聖歌（Gregorian chant）（譯註：教皇葛利果一世採用的唱頌方式，常無伴奏）音樂中高頻的部分，便在此法中被採用。這個方法讓耳朵重新受到訓練，其效果是綜合性的。世界各地都有湯馬提斯的中心，從以下兩個中心可以取得其他中心的聯絡資訊：

聯絡地址：

The Listening Centre（UK）

Maltings Studio

16A Station Street

Lewes

East Sussex BN7 2DB

UK

電話：01272 474877

傳眞：01273 487500

電子郵件信箱：enquiries@listeningcentre.co.uk

網站：www.listeningcentre.co.uk

The Center for Inner Change

5655 S. Yosenmite Street

Suite 260

Greenwood Village, CO 80111

電話：(303) 320-4411

傳眞：(303) 322-5550

電子郵件信箱：info@centerforinnerchange.com

網站：www.centerforinnerchange.com

音叉

　　音樂家暨極向整合治療師薄惹，是將音叉應用在治療上的主要擁護者，他把這種治療過程稱爲「生物音聲型態重組」（biosonic repatterning）。他所設計的音叉，是定音在稱爲「畢氏定音」（Pythagorean tuning）這種精確的數學比例上。這樣的音叉所發出的聲音極爲純粹，帶有同時發聲的泛音，可以誘發出讓人集中心神且深度放鬆的舒適狀態。正如他所說的：「傾聽這些音程（由兩個音叉組合產生），可以讓人的身體出現原型的共鳴，使得我們的身心靈整體在肢體與心理上都得到型態的重組。」這些音程也與土、水、火、風這些元素有關，有助於促進並提升特定元素在體內的影響力。

　　聯絡地址：

BioSonic Enterprises

P.O. Box 487

High Falls, NY 12440

電話：(800) 925-0159

電子郵件信箱：sales@biosonics.com 或

john@biosonics.com

網站：www.biosonics.com

人聲療法選介

往生音樂學（Music Thanatology）

這門學問是研究瀕死前所聽的音樂，創始者施若德－謝克（Therese Schroeder-Sheker）因而創造出新詞「往生音樂學」。這是一種音樂治療的方式，將所有的關注都放在將死之人眾多而各式各樣的需求上，主要目的是讓臨死的人能了無牽絆、盡可能平靜地邁向死亡之門。爲達此目的，治療者所採取的主要方式爲唱頌讚歌，或交互輪唱的歌、詩組、《詩篇》中的詩、早期基督徒的單旋律連祈禱文，並以豎琴來伴奏。其創始者並創立一所供人學習此一療法的學校，稱爲「安眠聖餐杯之研究」（The Chalice of Repose Project）。

聯絡地址：

The Chalice of Repose Roject, Inc.

P.O. Box 169

Mt. Angel, OR 97362-0169

電話：(503) 845-6089

電子郵件信箱：corpinfo@chaliceofrepose.org

網站：www.chaliceofrepose.com

泛音發聲

以泛音發聲進行治療的方式有許多種，此領域的三位重要倡導者暨老師，分別爲海克斯（David Hykes）、雷修（Rollin

Rachele）、裴斯（Jill Purce）。想了解雷修與裴斯的聯絡方式，請
看下節「光碟／卡帶／錄像選介」。海克斯的聯絡資料如下：

聯絡地址：

David Hykes

Harmonique Centre

Pommereau

41240 Autanville

FRANCE

電話：(33) 254 72 82 12

網站：www.harmonicworld.com

Harmonic Presence Foundation（USA）

c/o Stone Ridge Center for the Arts

Route 209

Stone Ridge, NY 12484

電話：(845) 687-8890

想更了解歐洲的泛音治療者，我推薦李（Brian Lee）所編纂的
《蛇杖泛音歌唱入門》(*Caduceus Guide to Overtone Singing*)。

聯絡地址：

Caduceus

38 Russell Terrace

Leamington Spa

Warwickshire CV31 1He

UK

電話：01926 451897

傳眞：01926 885565

電子郵件信箱：caduceus@caduceus.info

網站：www.caduceus.info

人聲動作療法（Voice Movement Therapy）

先驅者紐漢（Paul Newham）是《歌唱治療法》（*The Singing Cure: An Introduction to Voice Movement Therapy*）的作者，此法所抱持的前提是：每個人的聲音都是一張顯示自身潛在狀況的藍圖；還有，壓力、疼痛及絕望等狀況，都可以從聲音的音域、音色、發聲的方法、耗氣的方式中偵察得知。仔細來看，歌聲還可以傳遞隱蔽的想法與未被表達的感情與想像。開發聲音，讓聲音更具有力量，可以解除身心兩方面的壓力，提升自尊心，而加上動作是爲了補聲音之不足，也有助於打開聲音開。

聯絡地址：

International Association of Voice Movement Therapy

P.O. Box 34346

London NW6 1ZA

UK

電子郵件信箱：info@iavmt.org

網站：www.iavmt.org

機構、團體

聲音療法暨泛聲研究協會（The Association of Sound Therapy and Harmonic Studies）

該協會創辦人康部朗（Nestor Kornblum）和艾佛惹（Michele Averard）兩人開設課程，講授聲音在治療上的用途，談的最主要內容便是人聲，而泛音歌唱更是其中的重點。這些課程是在一個特別建造、宏偉的圓頂建築內進行，其直徑達一百碼（約合91.5公尺）。他們也提供一卷泛音發聲的教學錄音帶（以西班牙語錄製）。

聯絡地址：

The Association of Sound Therapy and Harmonic Studies

Sound Journey

Carrer del Mig 1

Alcalali 03728

Alicante

SPAIN

電話：00 34 96 648 2312

電子郵件信箱：shamael@arrakis.es

網站：www.arrakis.es/~shamael

蛇杖的聲音治療研討會（Caduceus Sound Healing Conferences）

由布朗（Sarida Brown）所編輯的《蛇杖》（Caduceus）期刊，

副標題爲「全人療癒」（Healing into Wholeness），對聲音治療特別有興趣。一九九九年，在英格蘭舉辦了第一次的研討會，主題是「聲音與音樂治療」。期刊多次刊載了討論該主題的文章，尤其第23期（一九九四年）更是佔據了整本的篇幅。《蛇杖》還發行了《聲音治療資源指南》（*Sound Healing Resource Guide*）和《泛音歌唱入門》（*Guide to Overtone Singing*）二書，可由此處取得：

> Caduceus
>
> 38 Russell Terrace
>
> Leamington Spa
>
> Warwickshire CV31 1HE
>
> UK
>
> 電話：01926 451897
>
> 傳眞：01926 885565
>
> 電子郵件信箱：caduceus@caduceus.info
>
> 網站：www.caduceus.info

聲音治療師協會（Sound Healers Association）

這是由聲音治療的先驅從業者高曼（Jonathan Goldman），於一九八二年所創立的非營利組織，該組織的宗旨是對聲音及音樂作爲治療及帶來轉化的方式，做研究與教育的工作。在眾多會務中，除了提供「治療之聲」（Healing Sounds）研討班及通信課程外，還印發國際名錄及資源指南（內容包括論文、訪談及書目）。名錄的主要內容是美國地區的業者。

聯絡地址：

Sound Healers Association

P.O. Box 2240

Boulder, CO 80306

電話：(303) 443-8181

傳眞：(303) 443-6023

電子郵件信箱：info@healingsounds.com

網站：www.healingsounds.com

療癒音樂協會（Healing Music Association）

這個組織是由運用聲音及音樂來進行治療的人所組成，此協會除了讓這些人能分享經驗與知識外，其宗旨是爲了促進會員教育、科學研究、增進社團感情。

電子郵件信箱：amrita@healingmusic.org

網站：www.healingmusic.org

療癒之聲與樂研討會（Healing Sound and Music Colloquiums）

這些研討會的點子都是來自於「光采製作」（Lumina Productions）的主管福科（Jeff Volk），並且在一九九三到一九九八年間，於美國舉辦。曾集合了聲音療法領域許多層面的主要專家，包括坎貝爾（Don Campbell）、高曼（Jonathan Goldman）、裴斯（Jill Purce）、薄惹（John Beaulieu）、賈德納（Kay Gardner）、希羅（Barbara Hero）、馬芒（Fabien Maman）、達得（Vicki Dodd）、杭特（Valerie Hunt）、哈爾朋（Steven Halpern）、施若德—謝克（Therese Schroeder-Sheker）。這幾年所舉辦的演講中，許多都已製成卡帶可供使用。福科也製作了兩個影片來介紹聲音治

療的方式，並發行了三卷影片以記錄堅尼（Hans Jenny）的工作成果。

聯絡地址：

Lumina Productions

219 Grant Road

Newmarket, NH 03857

電話：(603) 659-2929

傳眞：(603) 659-2939

電子郵件信箱：jeffvolk@nh.ultranet.com

網站：www.cymaticsource.com

自然聲治療師網絡（The Natural Voice Practitioners' Network）

此網絡提供英國地區人聲治療師的相關資源，並且提供各種機會，讓民眾可以探索自己的聲音，享受歌唱的樂趣。除了人聲與歌唱的工作坊、訓練、短期課程、創作企劃之外，還有社區的唱詩班。

聯絡地址：

Suzanne Chawner, administrator

The Natural Voice Practitioners' Network

電話：44 01923 444440

電子郵件信箱：Admin@naturalvoice.net

網站：www.naturalvoice.net

靈魂之道：音色與動作學院（Tama Do: The Academy of Sound, Color, and Movement）

這所學院的創立者是音樂家、作曲家、針灸師暨生物能量學家的馬芒（Fabien Maman），他把得自中國哲學及中醫的靈感，注入本身的聲音療法研究與工作中。舉例來說，他在使用音叉的過程中，建立起音樂與針灸的關聯性。在這些主題上，他已連續出版四本書（請看建議書單）。

聯絡地址：

The Academy of Sound, Color, and Movement

2060 Las Flores Canyon Road

Malibu, CA 90265

電話：(800) 615-3675

電子郵件信箱：info@tama-do.com 或

　　　　　　tamadoacademy@aol.com

　　　　　　（從美國以外地區）

網站：www.tama-do.com

音樂開發與研習中心（Tonalis−Center for the Study and Development of Music）

該中心由狄森—貝羅（Michael Deason-Barrow）在一九九一年所創建，提供社區音樂製作、教育用的世界音樂，以及療癒音樂等方面的工作坊與長期課程。這些課程所做的探索如下：將節奏、聲調、力度變化、樂句、即興創作、新樂器等應用在治療上，並研究是否能在根本上解放人的聲音，主要目標是要為走不同音樂路線的

音樂家搭起彼此間的橋樑，讓他們可以見面、互相學習。譬如，業餘和職業音樂家、古典和世界音樂的從事者、大學研究人員，以及那些探索隱藏在音樂中的玄祕的人。

聯絡地址：

Tonalis

4 Castle Farm Close

Leighterton, Gloucestershire GL8 8UY

UK

電話：01666 890460

電子郵件信箱：tonalis@aol.com

網站：www.tonalismusic.com

光碟／卡帶／影片選介

亞特蘭提斯唱頌（Atlantean Chants）（雙光碟裝）

這裡頭有 36 首短頌（每張光碟各 18 首），都是國際知名的心靈導師歐波（Frank Alper）經由意識所接收到的曲子。這些頌歌來自失落的大陸「亞特蘭提斯」，是其心靈方面的傳承。這些頌歌的意義及用途，他在所著三書《探究亞特蘭提斯》（*Exploring Atlantis I-III*）當中有說明（請看建議書單）。光碟與書都可由此取得：

Adamis Enterprises International

SWITZERLAND

電話／傳眞：0041 10341630 33 01

網站：www.adamis.ch

物質波動學：聲音的療癒特性（Cymatics: The Healing Nature of Sound）（80 分鐘影片）

在此影片中，曼訥茲（Peter Guy Manners）醫師敘述了使用可聽到的聲音來進行治療的方法，並且示範操作他爲此目的所開發的波動應用儀（Cymatic Applicator）。影片中也包括了對高曼（Jonathan Goldman）的訪談，以及「物質波動學：用聲音讓物質『活』起來」（Cymatics: Bringing Matter to Life with Sound）這段影片（下面還有介紹）。

物質波動學：用聲音讓物質活起來（Cymatics: Bringing Matter to Life with Sound）及物質波動學：聲音所構成的景觀（Cymatics: SoundScapes）（兩段 30 分鐘的影片）

此兩段影片將鏡頭集中在堅尼（Hans Jenny）博士的先驅實驗上，他用可聽見的聲音「活化」無生命的物質，使之呈現似有生命、飄動或流動的型態。這些複雜精細的花樣和圖案，實際演示了物質對其基本所發出的振動聲是如何反應的。

健全的心與身：音樂和振動療癒法（Of Sound Mind and Body: Music and Vibrational Healing）（70 分鐘影片）

這段影片是由福科（Jeff Volk）所製作，他探索了我們生活的

每個面向，以各種方式受到來自音樂、聲音、振動的影響。影片內容的視覺表現很高，具有戲劇性，許多聲音療法領域中的領導人物也在裡頭呈現了頗爲豐富詳細、與身心相關的資訊。

精神也發聲：讓身心可以調和（Sounding the Psyche: Attuning the Bodymind）（90 分鐘影片）

這段影片檢視了各種聲音方面的練習法，從古代梵語唱誦到當代「波動觸感（vibrotactile）療法」及「心理聲學（psycho-acoustic）工藝」上的革新。這段影片特別介紹了幾位先驅者的工作：湯馬提斯（Alfred Tomatis）博士、堅尼（Hans Jenny）博士及孟羅研究機構（Monroe Institute）的孟羅（Robert Monroe），不但記錄了聲音組織物質、使之出現結構的情況，還展示了特殊振動頻率改變意識的過程。

以上五段影片均可由此取得：

MACROmedia

219 Grant Road

Newmarket, NH 03857

電話：(603) 659-2929

傳眞：(603) 659-2939

電子郵件信箱：jeffvolk@nh.ultranet.com

網站：www.cymaticsource.com

治療之聲指導光碟（Healing Sounds Instructional CD）

這是高曼（Jonathan Goldman）的著作《治療之聲》（*Healing*

Sounds)（請看建議書單）中所附的錄音。所處理的主題是咒語中的母音及泛聲的基本音。

神聖門徑（Sacred Gateways）（光碟）

此項錄音蒐集各種來源的著名頌曲，組成此一選集。由高曼帶領男子團體進行發聲，並以簡單的鼓聲作爲伴奏，頌曲包含了 Hey Yungua、Om Mani Padme Hum、En Lak'Ech、Om Nama Shivaya、Kodosh/Allah Hu、聲之魂（Spirit of the Sound）等等。

脈輪頌曲（Chakra Chants）（光碟）

製作這張光碟的目的，是要讓身體內的能量中心（也就是所謂的脈輪）獲得共鳴、調整的功效。錄製的聲音經過設計，可讓肢體、情感、精神、心靈達到平靜和諧的境界。此光碟還將七個莊嚴的母音與吠陀傳承的畢加（bija）咒語作了結合。

失落的和弦（The Lost Chord）（光碟）

在「脈輪頌曲」創造出一個由聲音構成的新世界後，這張光碟是其延伸，特色是收錄了來自印度教及希伯來傳統的莊嚴咒語、泛音及頌曲，並應用了心理聲學的頻率和神聖比率。

至善和聲（Holy Harmony）（光碟）

這張 72 分鐘的光碟，結合了唱詩班演唱的古代希伯來頌曲與「療癒級音叉」（Healing Code Tuning Forks），讓人可以獲得深度放鬆，也適合進行冥想。

藥師佛（Medicine Buddha）（光碟）

此專輯包含了藥師佛咒語和藏傳佛教的《心經》，可以喚醒先天能量，進而得到療癒的效果，也適合冥想。

以上錄音可由此處取得：

Spirit Music

P.O. Box 2240

Boulder, CO 80306

電子郵件信箱：info@healingsounds.com

網站：www.healingsounds.com

莊嚴唱頌（Sacred Chants）（光碟）

這裡所收集的七首頌曲，是由著名的聲音治療師肯楊（Tom Kenyon）所挑選和演唱，他的聲音充滿力量且音域寬廣，可以對聽者的能量場產生深刻效果。這張光碟可由此尋得：

Tom Kenyon

P.O. Box98

Orcas, WA 98280

電話：(541) 488-7870

電子郵件信箱：orders@tomkenyon.com

網站：www.tomkenyon.com

人聲與唱誦的療癒力（Healing Powers of Tone & Chant）（錄音帶共兩卷）

這是把工作坊的引導錄在兩卷錄音帶上，其中一卷的標題是

「用發聲和唱誦進行自療」（Healing with Tone & Chant），由坎貝爾（Don G. Campbell）製作；另一卷則是「唱誦：人聲的療癒力與聽覺」（Chant: Healing Power of Voice & Ear），由威爾森（Tim Wilson）帶領呈現。前一卷探索了發聲與唱誦的好處，後一卷則以深入淺出的方式介紹了湯馬提斯（A. Tomatis）博士的工作與研究情形，可由此取得：

Quest Books

The Theosophical Publishing House

P.O. Box 270

Wheaton, IL 60189-0270

泛音唱誦下的冥想（Overtone Chanting Meditations）（光碟與錄音帶）及「療癒之聲，演講與冥想」（The Healing Voice, a lecture and meditation）（只有錄音帶）

這些錄音是由國際知名的工作坊帶領者柏絲（Jill Purce）所做的泛音唱誦示範，可由此處取得：

Healing Voice

20 Willow Road

London NW3 1TJ

UK

電話：44 20 7435 2467

電子郵件信箱：Info@healingvoice.com

網站：www.healingvoice.com

泛音發聲示範錄音（Overtoning Demonstration Recording）（光碟）

這是雷修（Rollin Rachele）著作（請看建議書單）的部分錄音。欲知詳情，請與以下地址聯絡：

Rollin Rachele, Director

Abundant Sun Ltd.

BMC Rachele

London W1N 3XX

UK

電子郵件信箱：rollin@abundantsun.com

太陽系的鑼聲（Gongs of the Solar System）（光碟）

根據庫斯托（Hans Cousto）在行星軌道頻率上的發現，每個行星的「鑼聲」都可以等同於一些脈輪的頻率，而一個人被這樣的聲音環繞後，可以激發出許多種正面屬性。此光碟由鑼聲大師康羅克（Don Conreaux）所演奏，可由此取得：

Mysterious Tremendum

Box 318 Village Station

New York, NY 10014-0318

電子郵件信箱：gongman@escape.com

網站：www.holistic-resonance.com

西藏頌缽（The Singing Bowls of Tibet）（錄音帶）

這卷錄音帶對西藏頌缽做了極具深度的教學與示範，演奏者是

這個領域公認的權威貝理（Frank Perry）。若欲購買這卷錄音帶，
請聯絡：

Mountain Bell Music

Frank Perry

3 Drake Close

Ringwood

Hants BH24 1UG

UK

電子郵件信箱：Frank@frankperry.co.uk

網站：www.frankperry.co.uk

六種療癒聲（Six Healing Sounds）（錄音帶）

這卷錄音帶是第十一章「對身體器官進行發聲」一節的輔助材
料，可由此處取得：

The Healing Tao Center

P.O. Box 1194

Huntington, NY 11743

電話：(800) 497-1017 或

(717) 325-9380（美國本土以外請撥）

傳眞：(717) 325-9357

靜默之聲和為脈輪而唱頌（The Sound of Silence &
Chanting the Chakras）（錄音帶）

這些卡帶是由莫瑞（Muz Murray）所製作，他是在聖音唱

誦表現頗爲卓越的老師。「靜默之聲」中包含有咒語、運氣法（pranayama）、全套梵文字母，並且介紹了著名的東方頌曲在神祕面與實用面的相關知識。「爲脈輪而唱頌」則選錄了作爲療癒之用的咒語，其中包括譚崔的脈輪種子音。欲知詳情，請探訪「眞言瑜伽」（Mantra-Yoga）網站：

電子郵件信箱：iqd@mantra-yoga.com

網站：www.mantra-yoga.com

脈輪之聲（Sounds of the Chakras）（錄音帶）

在這裡頭，譚崔學者、藝術家、作曲家喬哈里（Harish Johari），對於發聲與各脈輪的關係做了解說與示範。

原始之聲（Primordial Tones 1）（光碟兩張）

作家貝倫特（Joachim-Ernst Berendt）（請看建議書單）推算出太陽、月球、地球，以及「濕婆神—性力」（Shiva-Shakti）（譯註：另有一種比喻式說法，Shakti是Shiva的老婆）的聲音頻率後，在這兩張光碟中以聲音型態表現並製作出來。這些推算，最早是發表在庫斯托（Hans Cousto）的著作《宇宙的八度音階》（*The Cosmic Octave*）中。製作這兩張光碟的目的，是要讓聽者與這些天體所具有的原始能量有所共鳴，進而進入冥想狀態。

以上錄音可由此處取得：

Destiny Recordings

Inner Traditions International

One Park Street

Rochester, VT 05767

網站：www.InnerTraditions.com

以原始聲為生命調音：發現脈輪音樂（Life Tuning with Prima Sounds: The Discovery of Chakra Music）及最早的聲音（Prima Sounds）（光碟）

所謂的「原始聲」（Prima Sounds），是與人體能量系統（特定的說，就是各脈輪）同樣頻率的一系列五音，是獨一無二的一組音，與其他定音（tuning）系統都沒有關係。奧籍教授凱瑟林（Arnold Keyserling）博士將其推算出來後，更進一步將此發現寫成一本書，並發明一種用到這些頻率的樂器。若要調整為這些音頻，則與「阿法」腦波有關係。這一組音具有潛力，可以降低壓力，增進注意力，加強能量，還能幫助人們打開高層意識之門，這些是由原始聲波與我們自身的電磁場能量之間起共鳴效應而做到的。在此，目標是讓聲音為全身上下帶來衝擊。在兩段錄音中，這一組音是個別呈現的，並且以樂曲的形式出現。樂曲是由樓西（Ralph Losey）所創作。想知道如何訂購，請參訪網站：www.sun-angel.com

建議書單

在聲音方面的實用成果及理論

Andrews, Ted. *Sacred Sounds: Transformation Through Music & Word*. St. Paul, Minn.: Llewellyn Publications, 1992.

Beaulieu, John. *Music and Sound in the Healing Arts*. Barrytown, N.Y.: Station Hill Press, 1987.

Campbell, Don. *The Roar of Silence, Healing Powers of Breath, Tone & Music*. London: The Theosophical Publishing House, 1989.

DeMohan, Elias. *The Harmonics of Sound, Color & Vibration*. Marina del Rey, Calif.: De Vorss & Co., 1994.

Dewhurst-Maddock, Olivea. *Healing with Sound: Self-help Techniques using Music and Your Voice*. Lond: Gaia Books Limited, 1997.

Gardner-Gordon, Joy. *The Healing Voice: Traditional & Contemporary Toning, Chanting & Singing*. Freedom, Calif.: The Crossing Press, 1993.

Gardner, Kay. *Sounding the Inner Landscape: Music As Medicine*. Shaftesbury, Dorset, UK: Element Books, 1997.

Garfield, Laeh Maggie. *Sound Medicine: Healing with Voice, Music & Song*. Berkeley, Calif.: Celestial Arts, 1987.

Gass, Robert. *Chanting: Discovering Spirit in Sound*. New York: Broadway Books, 1999.

Gaynor, Dr. Mitchell L. *The Healing Power of Sound: Recovery from Life-Threatening Illness Using Sound, Voice, and Music*. Boston: Shambhala Publications Inc., 1999.

Goldman, Jonathan. *Healing Sounds: The Power of Harmonics*. Rochester,

Vt.: Inner Traditions, 2002.

Goldman, Jonathan. *Shifting Frequencies*. Sedona, Ariz.: Light Technology Publishing, 1998.

Hale, Susan Elizabeth. *Song and Silence: Voicing The Soul*. Albuquerque, N. Mex.: La Alameda Press, 1995.

Keyes, Laurel Elizabeth. *Toning: The Creative Power of the Voice*. Marina del Rey, Calif.: De Vorss & Co., 1973.

McClellan, Randall. *The Healing Forces of Music: History, Theory and Practice*. Warwick, N.Y.: Amity House, Inc., 1988.

Newham, Paul. *The Healing Voice: How to Use the Power of Your Voice to Bring Harmony into Your Life*. Shaftesbury, Dorset, UK: Element Books, 1999.

Rachele, Rollin. *Overtone Singing Study Guide*. Amsterdam, Netherlands: Cryptic Voice Productions, 1996.

聲音的本質和所具的力量

Berendt, Joachim-Ernst. *The Third Ear: On Listening to the World*. Shaftesbury, Dorset, UK: Element Books, 1988.

Berendt, Joachim-Ernst. *The World Is Sound: Nada Brahma*. Rochester, Vt.: Destiny Books, 1991.

Blofield, John. *Mantras: Secret Words of Power*. New York: Dutton Books, 1977.

Campbell, Don, ed. *Music: Physician for Times to Come*. London: Quest Books, 1991.

Campbell, Don, ed. *Music and Miracles*. London: Quest Books, 1992.

Cousto, Hans. *The Cosmic Octave: Origin of Harmony*. Mendocino, Calif.: LifeRhythm Books, 1988.

D'Angelo, James. "Resonances of the Cosmos." *Caduceus 23* (1994).

D'Angelo, James. "The Tuning of the Universe." *The Bridge* (a journal of the Study Society), no. 7 (Summer 1991).

Edwards, Sharry. "Sound Techniques for Tuning your Health." *Nexus*, April-

May 1997.

Hamel, Peter Michael. *Through Music to the Self.* Boulder, Colo.: Shambhala Publications, 1979.

Heleus, Michael. "Reconnecting with the Cosmic Bearings of Life through the Right Use of Sound." *Whole Network Journal*, Summer 1988.

Hero, Barbara. "Healing with Sound." *Caduceus 23* (1994).

Hero, Barbara. *Lambdoma Unveiled.* 2nd ed. North Berwick, Me.: Strawberry Hill Farm Studios Press, 1992.

Jenny, Hans. *Cymatics, Volumes I & II.* Basel, Switzerland: Basilius Press AG, 1974.

Khan, Hazrat Inayat. *The Music of Life.* New Lebanon, N.Y.: Omega Publications, 1983.

Lalita. *Choose Your Own Mantra.* New York: Bantam Books, 1978.

Leeds, Joshua. *The Power of Sound.* Rochester, Vt.: Healing Arts Press, 2001.

Maman, Fabien. *The Role of Music in the Twenty-First Century* (Book I), Raising Human Frequencies: The Way of Chi and the Subtle Bodies (Book II), Sound and Acupuncture (Book III), and Healing with Sound, Color, and Movement (Book IV). Redondo Beach, Calif.: Tama-Do Press, 1997.

Manners, Dr. Peter Guy. "Cymatic and Bio-Energetic Medicine." Paper issued by the Bretforton Scientific and Medical Trust, Worcester, UK, 1988.

McIntosh, Solveig. *Hidden Faces of Ancient Indian Song.* Hampshire, UK: Ashgate Publishing Ltd., 2005.

Oldfield, Harry. "Electro-Crystal Therapy." *Kindred Spirit 33* (Winter 1995/1996).

Rael, Joseph. *Being and Vibration.* Tulsa, Okla.: Council Oak Books, 1993.

Rouget, Gilbert. *Music and Trance.* Chicago: University of Chicago Press, 1985.

Schroeder-Sheker, Therese. "Music for the Dying." *Caduceus 23* (1994).

Soule, Dr. Duncan. "The Sound of Inner Resonance." *Open Ear*, Fall 1994.

Steiner, Rudolf. *The Inner Nature of Music and the Experience of Tone.* London: Rudolf Steiner Press and Hudson, N.Y.: Anthroposophic Press, 1983.

Stewart, R. J. *The Spiritual Dimensions of Music.* Rochester, Vt.: Destiny Books, 1990.

Tame, David. *The Secret Power of Music.* Rochester, Vt.: Destiny Books, 1994.

Whone, Herbert. *The Hidden Face of Music.* New York: The Garden Studio, 1978.

音樂理論和聲學

Danielou, Alain. *Music and the Power of Sound.* Rochester, Vt.: Inner Traditions, 1995.

Godwin, Joscelyn. *Harmonies of Heaven and Earth.* Rochester, Vt.: Inner Traditions, 1987.

Godwin, Joscelyn. *Music, Mysticism, and Magic.* New York & London: Arkana Paperbacks, 1987.

Levarie, Siegmund, and Ernst Levy. *Tone: A Study in Musical Acoustics.* Kent, Ohio: Kent State University Press, 1968.

Rudhyar, Dane. *The Magic of Tone and the Art of Music.* London: Shambhala Publications, 1982.

一般性書籍

Alper, Frank. *Exploring Atlantis* (Vols. I, II, III). Phoenix, Ariz.: Arizona Metaphysical Society, 1986.

Baginski, Bodo, and Shalila Sharamon. *Reiki: Universal Life Energy.* Mendocino, Calif.: LifeRhythm Publications, 1988.

Bentov, Itzhak. *Stalking the Wild Pendulum: On the Mechanics of Consciousness.* Rochester, Vt.: Destiny Books, 1988.

Brennan, Barbara. *Hands of Light: A Guide Through the Human Energy*

Field. New York: Bantam Books, 1988.

Bunnell, Toni. "A Tentative Mechanism for Healing." *Positive Health*, November/December 1997.

Elkington, David. *In The Name of the God. Sherborne*, Dorset, UK: Green Man Press, 2001.

Feuerstein, George. *Encyclopedic Dictionary of Yoga*. London: Unwin Hyman, 1990.

Freeman, Laurence, OSB. *Christian Meditation: Your Daily Practice*. Rydalmere, NSW, Australia: Hunt & Thorpe, 1994.

Gimbel, Theo. *Form, Sound, Color and Healing*. Saffron Walden, Essex, UK: The C.W. Daniel Company, 1987.

Gerber, Dr. Richard. *Vibrational Medicine* (3rd edition). Rochester, Vt.: Bear & Company, 2001.

Godwin, Joscelyn. *The Mystery of the Seven Vowels*. Grand Rapids, Mich.: Phanes Press, 1991.

Hindemith, Paul. *A Composer's World: Horizons and Limitations*. New York: Doubleday & Co., 1961.

Hislop, Dr. John S. *Conversations with Bhagavan Sri Sathya Sai Baba*. Anantapur, Andhra Pradesh, India: Sri Sathya Sai Books & Publication Trust, 1978.

Johari, Harish. *Chakras: Energy Centers of Transformation*. Rochester, Vt.: Destiny Books, 2000.

Leadbeater, C.W. *The Chakras*. London: Quest Books, 1977.

Main, John, OSB. *Moment of Christ: The Path of Meditation*. London: Darton, Longman, and Todd, 1984.

Mallasz, Gitta. *Talking With Angels*. English translation by Robert Hinshaw. Einsiedeln, Switzerland: Daimon Verlag, 1988.

Men, Hunbatz. *Secrets of Mayan Science/Religion*. Rochester, Vt.: Bear & Company Publishing, 1990.

Metzger, Wolfgang, and Perfang Zhon. *T'ai Chi Ch'uan & Qigong: Technique and Training*. New York: Sterling Publishing Co., 1996.

Ouspensky, P. D. *In Search of the Miraculous: Fragments of an Unknown Teaching*. New York & London: Harcourt Brace and Jovanovich, 1977.

Piersall, Paul. *The Heart's Code*. London: Thorsons, 1998.

Pond, Dale. *The Physics of Love: The Ultimate Universal Laws*. Santa Fe, N. Mex.: The Message Company, 1996.

Prem, Sri Krishna. *The Yoga of the Bhagavat Gita*. Baltimore, Md.: Penguin Books, 1973.

Rendel, Peter. *Introduction to the Chakras*. Northants, UK: The Aquarian Press, 1979.

Tansley, David V. *Radionics & the Subtle Anatomy of Man*. Devon, UK: Health Science Press, 1976.

Tomatis, Dr. *Alfred. The Conscious Ear: My Life of Transformation Through Listening*. N.Y.: Station Hill Press, 1990.

Twitchell, Paul. *The Tiger's Fang*. Crystal, Minn.: Illuminated Way Publishing, 1988.

Watson, Lyall. *Supernature*. Garden City, N.Y.: Anchor Booksw, 1973.

White, Ruth. *Working With Your Chakras*. London: Judy Piatkus, 1993.

Whone, Herbert. "Music, the Way of Return." *Parabola 5*, no. 2 (Summer 1980).

Whone, Herbert. "The Power of Language." *Caduceus 23* (1994).

附錄

若想探詢筆者有關「聲音與動作治療」工作坊的事宜，請由此：

電子郵件信箱：healingvibes@soundspirit.co.uk

網站：www.soundspirit.co.uk

國家圖書館出版品預行編目資料

聲音的治療力量：修復身心健康的咒語、唱誦與種子音
／詹姆斯‧唐傑婁著；別古譯．
-- 二版 . -- 臺北市：橡樹林文化，城邦文化出版：
家庭傳媒城邦分公司發行, 2018. 01
面；　公分．--（衆生系列；JP0133）
參考書目：面
譯自：The healing power of the human voice: mantras,
　　　　chants, and seed sounds for health and harmony

ISBN 978-986-5613-62-4（平裝）
1. 音樂治療　2. 聲音

418.986   106024188

THE HEALING POWER OF THE HUMAN VOICE: MANTRAS, CHANTS, AND SEED SOUNDS FOR HEALTH
AND HARMONY by JAMES D'ANGELO

Copyright: © 2000, 2005 JAMES D'ANGELO

This edition arranged with INNER TRADITIONS, BEAR & CO.

through Big Apple Tuttle-Mori Agency, Inc., Labuan, Malaysia

Traditional Chinese edition copyright:

2017 OAK TREE PUBLISHING, A DIVISION OF CITE PUBLISHING LTD.

All rights reserved.

衆生系列 JP0135

聲音的治療力量：修復身心健康的咒語、唱誦與種子音

作　　者／詹姆斯‧唐傑婁（JAMES D'ANGELO）
譯　　者／別古
責任編輯／劉昱伶
業　　務／顏宏紋

總 編 輯／張嘉芳
出　　版／橡樹林文化
　　　　　城邦文化事業股份有限公司
　　　　　台北市民生東路二段 141 號 5 樓
　　　　　電話：(02)25007696　傳眞：(02)25001951
發　　行／英屬蓋曼群島家庭傳媒股份有限公司城邦分公司
　　　　　台北市民生東路二段 141 號 2 樓
　　　　　客服務專線：(02)25007718；(02)25001991
　　　　　24 小時傳眞專線：(02)25001990；(02)25001991
　　　　　服務時間：週一至週五上午 09:30-12:00；下午 13:30-17:00
　　　　　劃撥帳號：19863813；戶名：書虫股份有限公司
　　　　　讀者服務信箱：service@readingclub.com.tw
　　　　　城邦讀書花園網址：www.cite.com.tw
香港發行所／城邦（香港）出版集團有限公司
　　　　　香港灣仔駱克道 193 號東超商業中心 1 樓
　　　　　電話：(852)25086231　傳眞：(852)25789337
　　　　　E-mail：hkcite@biznetvigator.com
馬新發行所／城邦（馬新）出版集團【Cite(M) Sdn.Bhd.(458372 U)】
　　　　　41, Jalan Radin Anum, Bandar Baru Sri Petaling,
　　　　　57000 Kuala Lumpur, Malaysia.
　　　　　電話：(603) 90578822　傳眞：(603) 90576622
　　　　　E-mail：cite@cite.com.my

版型設計／雅典編輯排版工作室
封面設計／兩棵酸梅
印　　刷／韋懋實業有限公司

二版三刷／2021 年 8 月
ISBN／978-986-5613-62-4
定價／300 元

城邦讀書花園
www.cite.com.tw

版權所有‧翻印必究（Printed in Taiwan）
缺頁或破損請寄回更換